本书受教育部课题"基于互联网的医疗服务模式创新研究"（项目编号：17YJA630057）资助

经济管理学术文库·经济类

互联网医疗服务模式创新与实现路径研究

Research on Internet Medical Service Mode Innovation and
the Way of Implementation

刘　剑／著

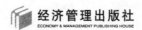

经济管理出版社
ECONOMY & MANAGEMENT PUBLISHING HOUSE

图书在版编目（CIP）数据

互联网医疗服务模式创新与实现路径研究/刘剑著 . —北京：经济管理出版社，2021. 4

ISBN 978 - 7 - 5096 - 7946 - 3

Ⅰ.①互…　Ⅱ.①刘…　Ⅲ.①互联网络—应用—医疗卫生服务—服务模式—研究—中国　Ⅳ.①R199. 2 - 39

中国版本图书馆 CIP 数据核字（2021）第 075545 号

组稿编辑：何　蒂
责任编辑：曹　靖　郭　飞
责任印制：黄章平
责任校对：董杉珊

出版发行：经济管理出版社
　　　　　（北京市海淀区北蜂窝 8 号中雅大厦 A 座 11 层　100038）
网　　址：www. E - mp. com. cn
电　　话：（010）51915602
印　　刷：唐山昊达印刷有限公司
经　　销：新华书店
开　　本：720mm × 1000mm/16
印　　张：9. 5
字　　数：110 千字
版　　次：2021 年 5 月第 1 版　　2021 年 5 月第 1 次印刷
书　　号：ISBN 978 - 7 - 5096 - 7946 - 3
定　　价：78. 00 元

前　　言

供需矛盾突出是我国医疗行业长期面临的根本性问题，目前我国经济发展进入新常态，随着人们健康意识的提升、人口老龄化问题的加剧及慢病患者的增多，产生了大量差异化的医疗需求。从供给端来看，我国优质医疗资源不足，且资源分布不均衡，过分集中在大城市、大医院，基层医疗机构的服务能力不足、服务质量不高，特别是广大边远农村地区的整体医疗水平还普遍落后，难以满足快速增长的医疗需求。基于电子通信的手段，如双向视频技术、电子邮件、智能电话、无线工具等，在不同地点之间交换病人的医疗信息的互联网医疗可以增加农村和医疗服务不足地区的准入机会，以便提供纵向和急性病人护理、病人监测和专家咨询。互联网医疗日益被视为改善医疗服务、优化医疗资源配置与使用、提升医疗效率的一种重要手段。

中国互联网络信息中心（CNNIC）发布的第 46 次《中国互联网络发展状况统计报告》相关数据显示，截至 2020 年 6 月，我国网民规模达 9.40 亿人，互联网普及率达 67.0%，我国在线医疗用户规模达 2.76 亿人，占网民整体的 29.4%。在国家深化医疗卫生体制改革的背景下，近年来，政府相继出台了一系列政策文件来鼓励、支持及规范互联网医疗的发展。特别是 2018 年 4 月国务院办公厅正式发布的《关于促进"互联网＋医疗健康"发展的意见》主要围绕健全互联网医疗服务体系、完善互联网医疗支撑体系以及加强行业监管和安全保障三大部分，促进"互联网＋医疗健康"的发展。同年 7 月，又出台了《互联网诊疗管理办法（试行）》《互联网医院管理办法（试行）》《远程医疗服务管理规范（试行）》三个文件对互联网医疗的范畴进行了界定，标志着我国互联网医疗的管理制度逐渐清晰规范。在新技术、新政策的有力推动下，更多的用户转变了对互联网医疗服务使用的态度，不少患者开始尝试互联网医疗服务，为我国互联网医疗服务的发展提供了新的机遇。

互联网医疗涵盖了广泛的服务和应用，包括远距离提供保健和医疗服务的所有方面。由于互联网医疗服务改变了医护人员与患者的接触方式，形成了新型医疗服务模式与应用体系，互联网医疗服务不仅面对种类繁多的疾病、千变万化的病情，还受到技术设备传输过程中的不确定因素的影响，各类信息都与患者的生命安全、身体健康密切相关，因此，使参与医疗服务各主体间的关系更复杂、面对的不确定性与风险更大。不同模式有不同的可靠性和可用性、安全性和保密性，不同模式涉及的利益主体有所不同，将会影响使用者和提供者的态度与行为，也会对相关政策制定产生重要影响。

本书以互联网医疗服务主体行为研究为切入点，研究如何基于互联网医疗服务的新特点与互联网发展的背景，基于医疗服务模式与应用体系创新发展的视角，提出整合互联网用户及服务提供者的医疗服务模式；并将运用技术接受模型及感知风险理论，分析互联网医疗服务使用者的意愿与行为；研究不同医疗服务模式之间交互形成的以政府为主导的远程医疗救助体系、医疗机构主导的互联网诊断与护理体系及第三方机构主导的互联网健康咨询体系的特征，构建互联网医疗服务应用体系；从政府、技术等层面，完善我国互联网医疗服务的支撑体系，推动我国互联网医疗服务的创新与发展。

　　本书内容为教育部课题"基于互联网的医疗服务模式创新研究"（17YJA630057）的研究成果。衷心感谢在本书的写作过程中给予支持帮助的南京大学顾海老师、课题组的成员，以及参与调研及数据分析的高锦绣、张莹等同学。由于笔者水平有限，编写时间仓促，所以书中错误和不足之处在所难免，恳请广大读者批评指正。

刘　剑

2021 年 2 月

目　　录

第一章

绪　论

第一节　研究背景与问题提出

一、研究背景

针对群众"看病难、看病贵"问题，我国采取了多种积极措施加以化解，取得了一定成效。新医改方案目标之一是将中国当前的医疗服务提供方体系从"倒三角"形态逐步转变为"正三角"形态，如图1-1所示。但是，由于经济发展水平的差异，无论城市

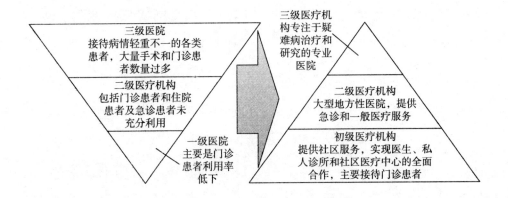

图1-1　医疗服务提供方体系从"倒三角"转变为"正三角"

与农村之间，还是东部与西部之间，医疗卫生事业在资源配置、基础建设、人才配备上仍存在较大差距。随着社会的变革和发展，居民生活的收入水平、教育水平也出现了较大差距，导致不同社会阶层的出现，相应的医疗服务需求在不断增加的同时也出现多样化。尽管医院的条件、设备、服务水平等都有了很大提高，但多样化的供给模式仍未真正形成。

基于互联网的医疗服务可以实现以患者为核心，优化医疗资源配置和使用，提升医疗效率，越来越成为一种重新配置医疗资源的强力工具。随着信息通信、计算机网络、多媒体技术、人工智能等领域技术的飞速发展，极大地提高了医疗服务工作效率，降低了人力成本，减少了医护人员的工作负担，能精确锁定患者病情及其健康状态，为互联网医疗服务的发展提供了强有力的技术支持。

2018 年 4 月，国务院办公厅正式发布《关于促进"互联网 + 医疗健康"发展的意见》，自此，加快了互联网医疗行业的发展，进一步扩大发展规模。同年 7 月，国家卫生健康委员会、国家中医药管理局联合发布《关于深入开展"互联网 + 医疗健康"便民惠民活动的通知》。2020 年 3 月，国家医保局、国家卫生健康委联合印发《关于推进新冠肺炎疫情防控期间开展"互联网 +"医保服务的指导意见》，明确了将互联网医疗服务费用纳入医保支付范围，此举满足了更多的网络患者，满足了更多群众的看病需求。

新的技术、新的政策有力推动了我国互联网医疗行业的发展，而 2020 年新春伊始爆发的疫情，使更多的用户转变了对互联网医疗服务使用的态度，不少患者开始尝试线上医疗服务，为我国互联网医疗服务的发展提供了新的机遇，互联网医疗势必会成为我国医疗服务的有利补充。

二、问题的提出

根据中国互联网络信息中心（CNNIC）发布的第 46 次《中国互联网络发展状况统计报告》相关数据显示，截至 2020 年 6 月，我国网民规模达 9.40 亿人，互联网普及率达 67.0%。同期，我国手机网民规模达 9.32 亿人，网民使用手机上网的比例达 99.2%。截至 2020 年 6 月，我国在线医疗用户规模达 2.76 亿人，占网民整体的 29.4%。

那么，未来医疗服务及互联网医疗服务发展方向如何？会对人类社会有怎样的影响？如何立足中国国情，探讨互联网医疗服务发展的机遇、挑战与战略决策？在中国，如何借助互联网医疗技术实现医疗服务模式创新，推进医疗服务的发展？

这些问题的解决，将有助于实现目前中国互联网医疗服务的"跟随、模仿"模式向未来"引领"模式的转变，共同推动人人享有的医疗服务的大健康产业的发展，加快建立互联网医疗服务体系，实现智慧医疗、普惠医疗的发展。

第二节　研究目的与研究意义

一、研究目的

本书希望通过在梳理国内外互联网医疗服务发展的理论与实践基础上，把握我国互联网医疗服务发展的脉络与特征，并对互联网医疗服务模式进行深入研究，分析互联网医疗服务使用者对不同模式需求的差异性及意愿与行为，进而为构建我国互联网医疗服务体系提出对策建议。具体如下：

第一，对不同互联网医疗服务模式的特征进行深入分析与刻画，把握其优点与不足以及未来的发展方向。

第二，通过对互联网医疗服务使用者行为的调研，系统性地认知目前互联网医疗服务用户的特征与需求差异性以及对不同互联网医疗服务模式的使用意愿与行为特征。

第三，探明不同模式之间交互形成的互联网医疗服务体系的特征，为我国互联网医疗服务的发展提供有效的理论基础和实践指导。

二、研究意义

互联网医疗本质上代表了一种在网络信息环境下全新的医疗体系模式，是对现有医疗体系的一种结构性改革，是为了大幅提高医疗系统效率及资源利用率的业务流程再造（Business Process Re-engineering）。

EHTEL（2008）在欧盟未来远程系统的规划报告中就曾明确提出了"European 2020"集成远程医疗系统的概念，在新一代集成远程医疗系统中，远程医疗系统不再是传统医疗体系中独立存在的附加增值元素，而是将远程医疗系统设计为在数字医疗环境下、依靠需求拉动（Demand-pull）的可持续性发展的 E-health 医疗体系。日本、欧洲等均已将社区远程医学作为主要内容列入 21 世纪的生物医学发展战略，成为优先资助的领域之一。众多智能健康医疗产品逐渐面世，促进了穿戴式健康监测设备的技术发展，使互联网医疗逐步走出医院大门，呈现出走进社区、走向家庭、更多地面向个人，服务定向化、个性化的发展特点。

中国幅员辽阔，地区差距、城乡差距仍然较大，医疗卫生资源分布不均衡，医疗资源过分集中在大城市、大医院，基层医疗机构的服务能力不足、服务质量不高，特别是广大边远农村地区的整体医疗水平还普遍落后。因此，通过信息技术与医疗卫生资源的深度整合，建设互联网医疗服务体系兼具理论价值与实践意义。

第一，本书以互联网医疗服务主体行为研究为切入点，对互联网医疗服务的模式进行系统深入地探讨。将运用认知理论研究互联网医疗服务使用者的特征、需求差异性及影响因素；运用 Venkatesh 等（2012）的技术接受模型及感知风险理论，分析互联网医疗服务使用者的意愿与行为。提出整合互联网用户及服务提供者的医疗服务模式，将极大地丰富互联网医疗服务的理论体系，具有重要的学术价值。

第二，本书将以医疗服务主体间的不同交互方式进行互联网医疗服务模式研究，并重构较为科学的医疗服务应用体系。互联网医疗服务的提供者与需求者之间展开一对一、一对多的实时性及非实时性等功能多样化的医疗服务，通过交互式服务对前述服务进行梳理，可形成较为清晰的模式分类。结合我国互联网医疗发展的国情，将互联网医疗服务与现有医疗服务体系进行整合，构建由多元主体间不同交互方式形成的医疗服务应用体系，对医疗服务的供给侧改革有着重要现实意义。

第三节　研究内容与研究方法

一、研究内容

本书将基于互联网医疗服务的新特点与互联网发展的新背景，基于互联网医疗服务模式与应用体系创新发展的视角，在梳理国内外相关文献资料的基础上，分析互联网医疗在我国的发展现状和存在的问题，并运用调研对互联网医疗服务使用者的特征、需求差异性及影响因素进行分析研究，同时，结合我国互联网医疗发展的国情，将互联网医疗服务与现有医疗服务体系进行整合，为构建由多元主体形成的互联网医疗服务应用体系提供对策建议。

（一）互联网医疗服务的理论与实践

首先对互联网医疗服务的概念进行界定，分析互联网医疗服务的特征；其次对国内外有关互联网医疗服务的发展、互联网医疗服务模式及互联网医疗服务主体行为等方面的研究进行综述；最后对国外互联网医疗发展的历程及美国、澳大利亚、日本和印度四个国家开展互联网医疗服务的情况进行回顾，为我国互联网医疗服务的发展提供借鉴与启示。

（二）我国互联网医疗服务发展的现状与存在的问题

首先回顾我国互联网医疗服务发展的历程；其次从互联网医疗服务的市场规模、政策等方面阐述我国互联网医疗服务发展的现状；最后重点剖析了当前我国互联网医疗服务存在的问题。

（三）互联网的医疗服务模式分类与特征

互联网医疗涵盖了广泛的服务和应用，包括远距离提供保健和医疗服务的所有方面。由于不同模式有不同的可靠性和可用性、安全性和保密性，不同模式涉及的利益主体有所不同，将会影响使用者和提供者的态度与行为，也会对相关政策制定产生重要影响。本书将根据不同方式，对互联网医疗服务进行分类，并研究不同模式的特点。

（四）互联网医疗服务用户特征及服务利用行为的研究

本书将根据对互联网医疗服务需求的差异，将用户区分为患者、寻求健康的一般群体和医生三类。研究互联网医疗服务用户的个人特质，包括人口特质、人格特质和认知形态。本书将通过调研的方法，了解患者及一般群体对互联网医疗服务不同模式的态度、认知与使用意愿，并分析影响其行为的因素。

（五）重构我国互联网医疗服务体系的对策建议

基于互联网的医疗服务除了涉及专家/医护人员和患者/寻求健康一般群体两类典型内部主体外，还包括行政监管机构、系统运行维护服务商、第三方专业服务机构等系统外部主体。本书拟对多层次互联网医疗服务模式进行重构，重点研究由不同医疗服务模式之间交互形成的以政府为主导的远程医疗救助体系、医疗机构主导的互联网诊断与护理体系及第三方机构主导的互联网健康咨询体系的特征，构建互联网医疗服务应用体系，从而实现我国互联网医疗服务模式的创新。

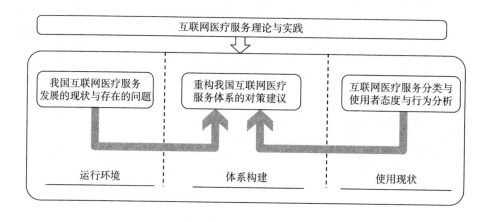

图 1-2   研究框架

二、研究重点与难点

第一，互联网医疗服务主体行为的特性。互联网医疗服务改变了医护人员与患者的接触方式，形成了新型医疗服务模式与应用体系，互联网医疗服务不仅面对种类繁多的疾病、千变万化的病情，还受到技术设备传输过程中的不确定因素的影响，各类信息都与患者的生命安全、身体健康密切相关，因此，使参与医疗服务各主体间的关系更复杂、面对的不确定性与风险更大。把握参与互联网医疗服务各主体行为的特征，也将是本书研究的一个重点与难点。

第二，互联网医疗服务模式的新分类及应用体系构建。通过对文献资料的收集及整理，发现目前对互联网医疗服务模式的界定较为模糊。因此，如何基于互联网医疗服务的新特点与互联网发展的背景，基于医疗服务模式与应用体系创新发展的视角，研究不同模式之间交互形成的各子系统以及整体系统的特征，将是本书研究的另一个重点与难点。

三、研究方法

本书拟采用以下研究方法：

文献分析法：通过国内外文献数据库和搜索引擎收集目前已有的有关互联网医疗用户行为研究、互联网医疗服务模式、应用等相关文献资料，了解国内外互联网医疗服务相关领域研究进展。

系统分析法：将参与互联网医疗服务的个人与组织视为一个系统，分析该系统的主体网际关系及相互作用等。

综合运用定性与定量研究法、焦点小组法等研究方法。通过问卷调查、用户访谈的方法分析用户对互联网医疗服务态度与认知，思考实现用户预期目标的医疗服务提供模式。

第二章

互联网医疗的理论与实践

第一节 互联网医疗的内涵与特征

一、互联网医疗概念的界定

20世纪70年代，世界卫生组织就对互联网医疗服务做出界定：医疗从业人员借助信息和通信技术开展远程的医疗服务，包括诊断交流、治疗及预防疾病、研究与评估、继续教育等。从互联网医疗服务的界定来看，世界卫生组织将以信息技术为载体的医疗服务形式统称为"互联网医疗服务"（Telehealth），没有严格的界限与范围，基本上包含四个主要要素，即提供医疗服务、使用技术、缓解距离带来的问题和提供福利。具体来说，他们认为互联网医疗通过电信网络提供跨距离的医疗保健和医疗教育，以减轻医疗资源分配不均的问题。

我国对互联网医疗服务概念的界定伴随着对互联网医疗服务内容的变化而不断变化。早在2001年1月8日，国务院发布的《互联网医疗卫生信息服务管理办法》（2008年废止）中就提到过互联网医疗卫生信息服务的概念。把互联网医疗卫生信息服务界定为通过开办医疗卫生网站或登载医疗卫生信息向上网用户提供医疗卫生信息的服务活动。并规定医疗卫生信息服务内容包括医疗、预防、保健、康复、健康教育等方面的信息。信息服务分为经营性和非经营性两类。经营性服务是指向上网用户有偿提供信息或网页制作等服务活动；非经营性服务是指向上网用户无偿提供具有公开性、共享性医疗卫生信息。

2015 年 8 月，国家卫计委从"互联网＋医疗健康"的角度对其进行了定义，指以互联网技术为载体，以包括通信、云计算、物联网、移动技术和大数据等信息技术为传递工具，与传统的医疗健康服务相结合形成的一种新型医疗服务模式。2018 年，国家卫生健康委员会发布了《互联网诊疗管理办法（试行）》等三个文件，对互联网医疗的范畴进行了界定，包括远程医疗、互联网医院和互联网健康咨询三类。

本书将"互联网医疗"定义为：互联网在医疗行业的新应用，通过电子通信的手段，如双向视频技术、电子邮件、智能电话、无线工具等，在不同地点之间交换病人的医疗信息，从而改善对病人的医疗诊断水平的一种先进医疗诊断体系。包括了以互联网为载体和技术手段的健康教育、医疗信息查询、电子健康档案、疾病风险评估、在线疾病咨询、电子处方、远程会诊、远程治疗和康复等多种形式。

二、互联网医疗服务的特征

相对于传统医疗服务来说，互联网医疗服务将医疗服务扩大到那些获得服务的机会有限、不稳定或微不足道的个人和社区。一方面可以实现医疗服务的"共享、互通与融合"；另一方面，由于与患者不直接接触，面对着种类繁多的疾病、千变万化的病情时，还要受到技术设备传输过程中的不确定因素的影响，各类信息都与患者的生命安全、身体健康密切相关。因此，有着其独特性，具体表现为以下几个方面：

首先，互联网医疗服务在通过信息与网络远距离接收医疗服务的过程中，涉及医院、医生、患者和健康关注者及第三方企业多个利益主体。与传统医疗服务一般仅涉及患者与医疗服务的提供方医院、医生不同，按照 2018 年国家卫生健康委员会发布《互联网诊疗管理办法（试行）》等三个文件对互联网医疗范畴的界定，其中，远程医疗服务是医疗机构之间使用本机构注册的医务人员，利用互联网等信息技术为患者提供远程会诊和远程诊断，涉及邀请方与受邀请方医疗机构、双方的医务人员及患者；而互联网医院是属于医疗机构通过互联网直接为患者提供服务；互联网健康咨询则涉及提供互联网服务平台的第三方、医生和患者。由于涉及多个利益主体，关系更为复杂。

互联网医疗强调创建一个虚拟的组织来支持发展各成员之间的关系，这个新的组织机构必须能协调和管理受到该组织内在及来自于其他组织影响的各种关系，同时还要协调管理与患者之间的关系，如图 2-1 所示。

其次，互联网医疗服务改变了传统的医生与患者的关系，将这种关系扩展到医生与患者不直接接触的交互关系，它将改变医疗服务提供者与接受者的行为模式。互联网医疗服务由于患者与医生不直接接触，而是通过网络进行诊断、提出诊疗方案，由于疾病的复杂性、个体的差异性以及网络传输的限制，加大了医疗难度与风险。例如，在远程皮肤病学中，"医学"逐渐以诊断行为来代表。

诊断已经从传统的医疗实践结构中分离出来：它与病史的产生分离，与病人的临床管理分离。在远端皮肤病学中，刻有皮疹或病变的身体表面的离散传输图像独立地代表病人。皮肤科医生的作用仅限于根据个人电脑屏幕上的图像进行诊断推理。

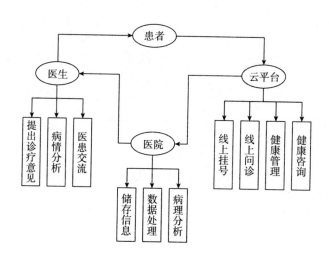

图 2-1　互联网医疗服务的复杂性

最后，互联网医疗服务的跨距离诊疗，实现了医疗服务资源的共享与互通。"距离"是互联网医疗不可或缺的组成部分，病人和医生在不同地点，两个地点之间交换医疗数据，并由其他地方的医生提供诊疗方案。

"距离"可以被理解为多种方式。第一，它可能指临床医生和患者之间的空间分隔。在互联网医疗的实践中，这种间隔可以是医院走廊的宽度，而在实际服务中，可能是数百千米。由于所有发达国家都面临着人口老龄化问题和慢性、长期疾病发病率不可避免的增加。通过远程护理，医疗保健提供者可以通过提供家庭护理而不是昂贵的住院费来降低成本。第二，距离可以被理解为社会经济因素，因此，那些获得医疗服务机会较少的边缘群体，如生活在农村地区很少有医疗保健专业人员照顾他们的病人以及居住在因恶劣天气而定期中断正常交通的地区的居民，可能通过互联网会找到一种能提升他们获取医疗服务能力的服务方式。第三，距离本身可能是一个时间问题，其根源在于提供保健方面的结构性缺陷。例如，英国国家医疗服务体系（NHS）缺乏及时响应保健需求的能力，导致专家预约的等候名单很长，而远程医疗系统已被视为解决这些问题的技术手段。

通过使用信息技术能实现医疗服务的线上和线下相融合，可以整合区域性各类医疗服务资源，能够实现预防性和治疗性医疗服务功能的集成。互联网医疗的融合性，使其从更多元化、个性化的角度，满足不同群体需求的同时更好整合医疗资源。

第二节　相关研究回顾

一、国外互联网医疗的相关研究

（一）互联网医疗发展的相关研究

互联网医疗的前身——远程医疗可以追溯到 19 世纪中后期（Craig J. 和 Patterson V.，2005），20 世纪初，通过电话线传输心电图数据作为最早的远程医疗报告之一得以发表（Einthoven W，1906）。具有现代化意义的远程医疗起始于20世纪60年代，这很大程度上得益于军事部门及少数使用相关设备的个人推动（Craig J. 和 Patterson V.，2005；Currell R. 等，2000）。利用电视为在精神病学研究所的专家和在州精神病院的全科医生之间进行会诊提供便利（Benschoter R. A. 等，1965）及为机场医疗中心提供来自教学医院的专家医疗指导（Dwyer T. F.，1973），被认为具有里程碑意义的早期远程医疗技术应用案例。自21世纪以来，信息与通信技术（Information Communication Technology，ICT）的快速发展及易获得性成为远程医疗发展的最大驱动力，特别是在医疗水平较低的工业化国家和发展中国家（Wootton R.，2005）。随着数字化技术的快速发展，加之信息和通信技术的成本迅速下降，激起了广大医疗服务提供者投身远程医疗实践的积极性（Craig J. 和 Patterson V.，2005；Currell R 等，2000）。之后，互联网技术的成熟与普及进一步加快了ICT的前进步伐，扩大了远程医疗的范围，基于Web和多媒体方式的远程医疗实践得以广泛应用。

国外的学者从不同角度划分了互联网医疗的发展阶段。Norris 等（2001）根据科技的发展将远程医疗发展分为四个阶段：第一阶段（19世纪40年代至20世纪20年代），以电报和电话技术为基础；第二阶段（20世纪20年代至50年代），主要依赖于无线电的应用；第三阶段（20世纪50年代至80年代），电视技术得以广泛应用，可视化设备的应用大大提高了诊断的准确性以及对病人隐私的保护；第四阶段（20世纪90年代至今），现代信息技术和通信技术的发展促进了远程医疗网络化和通信发展。

（二）互联网医疗服务模式的相关研究

Briggs 和 Curry（2000）依据患者是否以同步方式参与信息交互进行划分实时（Real‑time telemedicine）和非实时（"存储后用"Storage‑to‑Forward），实时处理类似于视频会议的形式，主要用于急救和护理；"存储后用"，主要应用于远程皮肤病诊断和远程放射诊断。Castro 等（2000）依据医疗目的、组织目标及受到技术约束的互联网医疗的基础设施要求，对西班牙 Castilla y León 地区互联网医疗服务进行了细分，以便于区分不同互联网医疗服务项目的要求和利益。Fitch 等（2001）依据交互方式（同步还是非同步）、数据类型（文本还是影像）、医护人员的行动（直接还是间接）、患者的数量（一个还是多个）、持续的时间（短期还是长期）将互联网医疗服务划分为六个不同的类型，涉及互联网医疗服务的六个不同领域，包括远程会诊、远程诊断、远程监护、互联网健康咨询、远程转诊和远程医学教育。

（三）互联网医疗服务主体行为的相关研究

Johnston 等（2000）应用远程医疗为社区的各种疾病患者进行护理，并与普通家庭访视进行对照研究，发现两者在照顾质量与患者满意度上不存在差异，但应用远程医疗在费用上比传统方式更节省。在日本的 Soya 社区卫生机构里的精神科病床非常少，但从医院转过来的精神病患者却很多，使用了远程医疗这一新模式后，接受了远程医疗的患者还想继续接受远程医疗，收到了很好的效果（Yamada M. 等，2003）。Thomas 等（2004）在美国肯塔基州对某医疗中心的整形手术患者进行远程术前健康教育，患者普遍认为这是一种可以接受的健康教育方式，与面对面的教育效果相同，节省了时间。Nancy V. 和 Wunderlich（2012）采用实据理论（Grounded Theory）的方法，利用深度访谈，构建了一个用户对智能交互式服务的态度和行为研究框架。并运用德尔菲研究方法（Delphi Study）对包括医疗卫生在内的五个产业的智能交互式服务消费者的态度和行为进行了研究。结果表明，消费者对远程监控与远程诊断有较高的接受率，但由于患者希望能与医生面对面接触，因此，诸如远程手术的接受率很低。

还有研究表明病人和管理者比医生和护士对远程医疗显示出更高的准备性（Kernick，2002）。总体来看，很多护士对远程医疗的态度并不像医生那么乐观，他们担心远程医疗会破坏护士在专业中的中心地位与价值（Walsh M. 和 Coleman J.，2005）。

二、国内互联网医疗服务的相关研究

（一）发展互联网医疗意义与发展阶段的相关研究

国内学者对互联网医疗的早期研究多集中在发展互联网医疗意义与作用方面。如吴库生和余恩琳（1999）提出利用互联网开展远程医疗服务的必要性和可行性。刘文君（2000）在中国科协学术年会上提出利用互联网建立远程医学体系是西部医务人员快速提高医疗水平的有效途径。

王坤素和肖雅天（2016）提出互联网医疗是互联网与医疗行业融合的产物，包括多种形式的健康医疗服务：他们以技术手段做支撑，以互联网为载体。进行健康教育、医疗信息查询、电子档案集成、疾病风险评估、在线疾病咨询、电子处方开具、远程会诊等服务。陈惠芳和徐卫国（2016）认为从广义的范围上看，互联网医疗是指集合了互联网、物联网、云计算等新信息技术的医疗行业的开拓性医疗服务应用。它丰富并创新了医疗服务形式。

赵杰等（2014）以通信技术为基础将我国远程医疗发展分为三个阶段。第一阶段（20世纪90年代中期以前），远程医疗系统主要是基于电话、有线电视网络、微波技术以及卫星系统的简单远程咨询或诊断系统；第二阶段（20世纪90年代中后期），此时远程医疗系统基于数字通信网络的视频交互系统，也曾试验过ATM网络、卫星无线通信技术等；第三阶段（21世纪初期至后期），远程医疗系统基于高速数字信息网络下存储转发技术。

对于我国互联网医疗发展存在的问题，不同学者有不同看法。赵杰（2014）认为，远程医疗成本太高，为此需要建立清晰有效的多主体协同模式，厘清权责划分与收益分配等问题。翟运开（2014）指出，目前国内还没有统一的远程医疗技术标准，缺乏技术上的规范。朱士俊（2006）提出，由于远程医疗投资大、回报不明显的特点，我国真正投入使用的远程医疗系统还不足30%。相海泉（2014）指出，我国目前的远程医疗系统建设多以政策性资金、科研项目资金为依托开展，系统缺乏造血功能等问题。谢俊祥（2015）认为，缺乏国家政策，没有收费项目，收费标准偏低，缺乏技术专家和临床医生的协作，医保政策不统一，远程医疗双方法律责任和权利、义务等尚未明确是制约中国远程医疗发展的主要因素。

栾云波（2017）等分析认为，"互联网＋医疗"的发展才刚刚起步，既存在硬件不足的问题，也存在软件不足的问题，特别是相关法律法规、管理政策的缺少与现实发展需要，成为了制约发展的重要"瓶颈"。管浩（2020）等从医疗供需关系方面分析了疫情影响下相应的线下医疗资源供给不足与确诊感染病患数不断增长之间的供需矛盾，认为虽然互联网医疗具有信息全覆盖、医疗资源共享、个性化定制、高效疾病管理等多种优势，但目前大部分互联网医疗产生的费用存在报销难的问题，互联网医疗和医疗保障制度对接产生了一些难题，只有解决这些问题，才能让产业有序、有质量地发展。

还有不少学者对推动我国互联网医疗服务发展提出了自己的看法。为了更好地推动互联网医疗服务模式的建设，陈敏（2018）认为，医疗健康信息互联互通和信息共享、"互联网＋医疗"标准体系建设、"互联网＋医疗"安全防护体系建设及"互联网＋医疗"法规和政策体系建设，这四方面是支撑"互联网＋医疗"保障体系的建设。马煜（2019）等通过实证研究表明，未来互联网医疗服务将走向精准化，提高医院效率减少患者就医时间；利用互联网手段促进医卫体系协同是未来的重点；未来持续提升就医体验，以患者的需求为导向，通过互联网手段解决就医难的问题；推动个性化医疗发展，做到对症下药；互联网医疗与医保制度逐步接轨，减轻患者线上就医经济压力，建立完善的社会保障制度；通过互联网宣传有关疾病预防、护理急救等相关知识，建立良好的互联网医疗预防体系。谢平（2020）通过阐述"互联网＋智慧医疗"的重要意义和应用现状，展望其未来发展前景：第一，未来应当注重将可穿戴设备的功能加以优化，将产品的生产成本进一步缩减；第二，运用智能视频分析系统可以明晰当前医疗资源配置过程中存在着哪些不足之处，以优化医疗资源配置；第三，"互联网＋智慧医疗"在未来将会成为医学信息共享的有效平台，打破了医疗机构之间的信息壁垒，促使医疗信息能够在此平台上得到高速传递和共享。陈文（2020）主要针对"互联网＋"时代智慧医院的主要特征进行分析，认为智慧医院会逐步实现服务综合化与资源整合化发展，依托互联网平台，整合更多的医疗数据资源，联合全国各地的大中小医院来实现医护资源的优化配置；同时，未来智慧医院的建设与运营政策法规体系会日益完善。

（二）互联网医疗服务模式的相关研究

刘树清等（2000）提出远程医疗服务打破了以往医生与病人一对一的格局，取而代之的是多对一的服务模式，多名服务人员联合作业为一名病人服务。夏志远（2005）、李雁冰（2007）根据提供远程医疗会诊服务单位与接受远程医学服务单位组成的远程医学网络的组织结构不同划分为两种模式：一点对多点模式，即一个单位提供远程医疗会诊服务，各地的接受远程医疗会诊服务的用户单位与提供服务单位联网接受远程医学服务；多点—中心—多点的模式，即由一个远程医学中心负责管理远程医疗会诊及数据交换，多个提供远程医疗会诊服务的单位与多个接受远程医疗会诊服务的单位均与远程医学中心相连。崔泳（2011）将远程医疗服务划分为远程诊断、远程会诊、远程监护和远程教育四种模式。曾凡俊（2012）将远程医疗分为实时处理和非实时处理两种基本的操作模式。周子君（2013）认为，传统患者去医疗机构就诊的诊疗模式将部分由网络就诊的形式所取代，网购药品、网络预约、购买实验室检验、医学影像检查、诊断、手术等服务将成为可能。

曾征和万凡（2014）认为，我国在移动医疗界具备以下几种商业模式：以"丁香园"为例，移动医疗应用模式——主要为医疗服务输出方提供信息化服务；以台湾盛宏医药为例的远程照护健康管理模式——为客户提供远程医疗服务；以"好大夫""春雨医生"为例的医患互动平台模式——客户关系服务；以"全家庭门诊"为例的会员制移动医疗连锁企业——信息化诊所运营；以"杏树林""掌上药店"为例的医药 App——慢性病管理服务。

牧剑波等（2014）从远程医疗系统建设、运行两个环节将远程医疗服务划分为以下两种运行模式：第一种是政府或大型医疗机构投入建设，采取不同的运营管理模式，进一步细化为完全外包模式、自运维模式和混合模式；第二种为社会资本投入建设并运营，再细化为社会资本以社会力量办医的方式建设远程医疗服务系统和社会资本采取与公办大型医疗机构合作的两种形式。但是与美国对比，谢俊祥（2015）认为，我国当前远程医疗模式主要是医生—医生之间，而美国的远程医疗模式是医生—患者之间。

近些年，"互联网＋医疗"的应用越来越广泛，受到各界人士的认可。郭志番和陈虹（2016）认为，目前全球移动医疗服务的主要展现形式大致分为：网上药品管理和分发、系统查房、病人标识带条形码的应用、移动护理、无线网络医患沟通、医院专家视频会议和病患安全监控。汪瑾等（2020）经过实证研究表明，我国推行WIT120互联网医疗服务模式，该模式发展起步早，医疗信息化基础好，以学科优势为依托，技术优势突出，打造云医院，建立云平台，服务广大用户。为了更好地服务更多的患者，郭立川（2018）推出"O＋O"（Online＋Offline）模式尝试进行线上跟踪，线下院内就诊模式，更加有效地治疗，减少不良事件的发生。

（三）互联网医疗服务主体行为的相关研究

我国学者也对互联网医疗主体行为进行了研究。于扬（2007）调查了长沙市5个区的21家社区卫生服务中心的工作人员的远程医疗意愿、电脑态度、电脑自我效能的情况。总体来说，社区医务人员具有较强的远程医疗意愿，远程医疗意愿与电脑态度及电脑自我效能之间相互影响。也有学者认为，中小医院很多医护人员不愿意参与远程医疗，甚至拒绝参与，特别是其中的远程会诊，患者对此反应更是消极，阻碍了远程医疗在我国的推广和发展（魏晓慧和盛海云，2007）。梁丹（2008）分别对未开展过远程医疗的30家、开展过远程医疗服务的21家医院及其医生进行了需求和认知程度方面的调查。得出结论，认为医院特别是基层医院、边远地区医院在远程医疗方面有很大需求。吴霞（2013）在远程医疗实际应用中得出，远程医疗的继续发展首先要解决用户认知度的问题。会诊过程中的安全性、病人隐私的保护等问题，将很大程度上决定病人对远程医疗服务的接受程度。喻惠敏（2020）对上海市互联网诊疗服务供给方的调查研究发现，上海市互联网诊疗相关服务主要集中在公立医院，医疗机构开展互联网诊疗服务可能会带来医务人员日常工作和科研时间无法保证以及难以对医务人员的互联网诊疗行为进行监管的难题。

第三节　国外互联网医疗服务的发展

随着世界经济、社会、文化水平不断发展提高，人类生活质量得以不断改善，对获得医疗服务的速度和质量提出了更高的要求。世界各国都面临着医疗资源短缺、分布不均衡、医疗费用不断增长的问题。可用、公平、质量和成本效益是发达和经济欠发达国家都会面对的主要卫生保健问题。计算机、互联网和手机等现代信息和通信技术（ICT）正在让个人相互沟通、寻求和交换信息以及让生活更充实的方式发生翻天覆地的变化。这些技术在帮助解决当代全球性的健康问题方面有很大的潜力。

一、国外互联网医疗发展的历程

（一）起源与历史

从历史上看，远程医疗可以追溯到 19 世纪中后期，最早的报告之一发表于 20 世纪初，当时通过电话线传输心电图数据。现代形式的远程医疗始于 20 世纪 60 年代，在很大程度上受到军事和空间技术部门以及少数使用现成商用设备的个人推动。远程医疗早期技术里程碑的例子包括利用电视为在精神病学研究所的专家和在州精神病院的全科医生之间进行会诊提供便利，还有为机场医疗中心提供来自主要的教学医院的专家医疗指导。

现代信息和通信技术的最新进展以及一般人群越来越容易接触和使用到现代信息和通信技术，成为过去远程医疗发展的最大驱动力，迅速为医疗保健服务和提供创造出新的可能性。发展中国家和工业化国家医疗水平较低的地区状况正是如此。数字化方法取代模拟的通信方式，加之信息和通信技术的成本迅速下降，在卫生保健提供者当中大大激发了应用远程医疗的广泛兴趣，并使卫生保健机构可以设想和实施新的以及更有效的方法来提供医疗服务。

互联网的引入和普及进一步加快现代信息和通信技术的前进步伐，扩大了远程医疗的范围，将基于 Web 的应用（例如，电子邮件、远程会诊和互联网会议）和多媒体方式（如数字图像和视频）囊括其中。这些进展创造出丰富多彩的互联网医疗应用领域，全世界必将会加以使用。

（二）国外互联网医疗发展阶段

具体来看，国外互联网医疗发展大致可分为三个阶段：

第一阶段（20 世纪初至 80 年代中期）缓慢发展期：从客观上分析，当时的信息技术还不够发达，互联网医疗还处于试验阶段，信息高速公路正处于新生阶段，信息传送量极为有限，互联网医疗受到通信条件的制约。

早在 1906 年，心电图发明者 Wilhelm Einthoven 就开始通过电话线来进行远程咨询的试验。20 世纪五六十年代，人类开始太空探索，远程医疗受到医务工作者的足够重视；50 年代末，美国学者 Wittson 首先将双向电视系统用于医疗；同期，Jutra 等人创立了远程放射医学。20 世纪六七十年代，人类实现遥测心电图和宇宙飞行中对宇航员进行医学保健遥测和监护的目标；1967 年，美国 Massachusetts General Hospital 的一位放射科医生在 Boston 建立了第一个病人和医生能够互动的远程医疗系统。

第二阶段（20 世纪 80 年代后期至 90 年代后期）快速发展期：随着通信和电子技术的不断发展，美国和西欧国家在远程咨询、远程会诊、医学图像的远距离传输、远程会议和军事医学方面取得了较大进展。20 世纪 80 年代后期至 90 年代初期，随着计算机硬件价格和通信费用急速下降，远程医疗逐渐走向了军用和民用两大领域。自 20 世纪 90 年代以来，机器人技术、虚拟现实技术、MEMS 技术、通信技术等发展为远程医疗增色不少，远程医疗服务开始多样化，应用范围得以逐渐扩大。

第三阶段（21 世纪初至今）全面发展期：互联网医疗逐步呈现出走进社区、走向家庭、面向个人、提供定向个性化服务的发展特点。随着物联网技术的发展与智能手机的普及，互联网医疗与云计算、云服务结合，众多的智能健康医疗产品逐渐面世；目前互联网医疗正处于快速、全面发展时期，已经在医疗诊断和治疗过程中发挥出越来越重要的作用。

二、国外互联网医疗服务的发展状况

（一）美国的互联网医疗服务的发展状况

美国是世界上互联网医疗服务最为发达的国家之一，美国大力发展互联网医疗的目的除了改善医疗质量以外，一个重要的目的是降低医疗费用。根据美国医疗主管部门统计数据显示，有超过60%全美健康服务机构和50%的医院在不同程度上应用了远程医疗服务，全美所有州都提供远程影像咨询服务；49个州设立了远程精神健康服务；36个州建有各类以家庭医疗为核心的远程医疗咨询服务。随着智能手机及通信领域的发展，远程医疗也从早期使用文字、电话等沟通方式逐步升级到了在线视频等多种形式，交互数据也随之拓展到了电子病历、医学影像等医疗信息。美国互联网医疗服务模式大致分为：在线轻问诊、居家上门诊疗、慢性病管理、用药追踪、疾病云决策、术后管理、线上预约挂号等类别。

由于20世纪80年代末和20世纪90年代初在电信基础设施方面取得的进展，美国在远程医疗和远程护理领域发挥了早期作用。该设施得到了联邦和州机构以及美国航天局慷慨的研发资金的配合。

1991年签署了《高性能计算法》之后建立了高速国家通信网络。随后在1992年提出了信息高速公路的构想，这一构想在1994年被转化为国家信息基础设施政策，对推动互联网医疗服务的发展起到至关重要的作用。下一个重大进展是1996年的《电信改革法》，该法旨在增加电话提供商之间的竞争，降低成本，减少监管和官僚主义。作为国家信息基础设施倡议的一部分，与若干机构的代表组成了远程医疗联合工作组。《电信改革法》要求该小组向政府提交报告，总结远程医疗活动以及联邦资助的研究结果。通过这种方式，政府可随时了解远程医疗的进展情况和便利远程医疗的必要性。

随着移动互联网的快速发展，自 2000 年起，美国就出现了一批专门致力于通过电话和视频聊天为患者提供 24 小时不间断医疗服务咨询的公司，如 Teledoc 和 American Well。另一家成立于 2011 年的 Health Tap 远程医疗服务公司，旨在帮助患者和全国范围内 10000 多个认证医生建立联系，通过桌面端和移动应用免费为患者提供相关医疗咨询的书面答案。Health Tap 是连接患者和医生的一座"桥梁"，一方面患者可以快速便捷地获得可靠的医疗信息，另一方面医生则可以通过新的渠道来获得更多的客户并树立自己的口碑。

在美国互联网医疗服务发展过程中，一个关键的问题就是医疗费用的报销问题，农村县的远程医疗服务现在可以得到医疗保险报销。另外，就是许可证和认证、渎职和安全问题。美国已经出台了涵盖专业行为和护理标准以及临床和技术标准、有效性和评估方法、保密等问题的法律法规。

美国的互联网医疗的发展从政府的政策、立法和投资中获益良多。这创造了一种环境，临床医生、医疗保健提供者和行业可以利用机会。在整个美国医疗体系中，面临的挑战是利用这一举措，使之成为国家、公平和成本效益高的项目。

（二）日本互联网医疗服务的发展状况

日本被广泛认为是一个善于技术创新和设备更新的国家，而远程医疗服务，它嵌入在复杂的技术系统和复杂的组织系统中，涉及中央政府和部委（MITI/MPT）、地方政府、医疗保健服务社区、医生、制造商等。

1. 互联网医疗核心技术

互联网医疗的使用取决于图像质量和电信能力。为了传输高质量的图像，需要使用高容量的电信技术或高质量的数据压缩技术。有些设备和机器用于提供远程医疗服务，例如照相机、医疗设备，如电子显微镜、监视器、网络电缆和计算机。一个核心技术是电信；另一个主要核心技术是成像技术，因为许多远程医疗服务是通过使用图像数据提供的。例如，目的病理学是病理图像数据的诊断，而目的放射学也是基于 X 线、CT 的诊断（计算机断层扫描）和 MR（磁共振）图像数据。图像数据有移动和静止两种类型。

2. 互联网医疗类别

互联网医疗应用有多种类型。可分为两大类：一是在医生、其他医疗专家、言语治疗师和患者之间，直接进行患者护理；二是在医生之间进行会诊。前者的应用可以用远程护理系统来表示；后者包括目的病理学和放射学。除了这些，其他应用有电话会议、远程教育和本地医疗电信网络系统。

远程护理是一种连接患者和医生或其他医疗专业人员的应用。家庭保健系统是这种类型的典型案例。对于老龄化社会，人们对远程护理系统的贡献有许多期望。由于其成本效益，电视电话被认为是最有用的工具之一，还有近些年发展起来的可穿戴设备。

在远程病理学中，医生通过病理图像数据和其他附加信息诊断患者。这种应用需要高质量的图像数据和数据传输的可靠性。由于没有足够的病理学家，而且随着医学进步，需要专家咨询，远程病理学有望成为快速病理诊断的有用工具。

远程放射学是一种由专家向其他医生提供的咨询服务。专家诊断 CT 和 MR 图像，并提供专业建议。有一些服务提供者雇用医生，并在商业基础上向签约医院和诊所提供远程放射学服务。这些服务包括实时咨询和通过计算机网络或传真等方式发送报告。远程放射学由于其成本效益和及时性，是远程医疗中更先进的服务之一。

电话会议和远程教育也已经开发和使用。例如，有一个巨大的网络连接国家大学的医学部门；另一个例子是 MINCS（大学医院通信卫星医疗信息网）。这个网络系统使用高科技设备，如高清晰电视、通信卫星和密码设备，然后提供一些教育项目和支持临床会议。当地医疗电信网络系统也用于教育和会议目的。由于地方政府必须根据国家护理保险政策提供和管理福利服务，这种制度得到了广泛的认可。

3. 日本互联网医疗的发展

日本的远程医疗实践始于 20 世纪 70 年代，远程医疗的初步试验是为了向岛屿和农村等偏远地区提供普遍医疗服务。但一直到 20 世纪 90 年代中期，远程医疗在日本并没有盛行，主要是因为在医疗界对远程医疗的要求和局限性几乎没有达成共识。即使经过 25 年的实践，由于基础设施不完善，远程医疗也没有在日本蔓延。

远程医疗在日本没有普及的主要原因包括三点：第一，远程医疗在医疗方面没有得到明确的定义，尽管远程医疗在其他国家已经普及。关于什么可以被认为是一种诊断，存在着含糊不清之处。为了扩大远程医疗，必须首先列出这一定义。第二，在目前的保险范围内，远程医疗没有得到补偿。第三，必须确保宽带传输，才能使远程医疗流行起来。图像质量对于医学应用非常重要。因此，创建和完成宽带传输基础设施将非常重要，而日本的传输费用高于其他国家。为了使远程医疗在经济上可行，有必要制定一项减少或免除医疗传输成本的政策。

在日本，医疗服务受《医疗法》管制，但第 20 条没有将电信治疗定义为医疗。因此，任何想提供远程医疗服务的医生都必须担心违反法律。因此，卫生部于 1997 年 12 月发表了一篇论文，明确承认远程医疗是一种医疗。日本从 1997 年起开始针对慢性疾病患者的上门医疗咨询引进远程医疗服务。

为了应对人口老龄化，日本在 1996 年 10 月启动了"长者生活支援体系"，地点位于日本南部岛屿上的九州县，该县过去是一个活跃的工业区。然而，由于 1965 年的产业政策调整，许多年轻工人离开了这个地区。当地地区的"老龄化比率"（65 岁或 65 岁以上的人口比率）高于日本其他地区，1995 年超过 20%，年增长率为 1%。该体系是实现医疗服务集成和医疗服务提供者等相关组织之间信息交换的工具。当地政府的医疗服务部门和当地工业部门都支持和促进了该项目。该体系主要由三家制造商及其分包商开发的电话会议系统、远程咨询系统和远程教育系统组成。医疗服务提供者和公共医疗和福利服务中心也加入了该项目，就该系统对老年人的可用性提供建议。在发展进程接近尾声时，居住在该地区的老年人的潜在用户也提供了帮助。

这个项目对远程医疗的发展提供了一些重要的政策和行政影

响。人和组织网络是在很长一段时间内建立起来的，这种组织关系创造了网络，使相互信息交流频繁。麻省理工学院的地方分支机构也很容易与当地政府沟通，当然也很容易与麻省理工学院的地方信息技术推广科沟通。这一组织网络有效地将中央政策与当地需要联系起来。在各部委的持续支持下，在当地建立了老年人生活支助系统。同样，还有一些地方地区继续发展电信基础设施，并在这一领域领导其他地区。

进入 21 世纪以来，伴随着信息通信、计算机网络、多媒体技术、人工智能等领域技术的飞速发展，日本的互联网医疗服务得到推广。

在 2000 年，日本发布《远程家庭诊疗准则》，对远程医疗实施过程中相关事宜进行了说明，确保远程医疗的服务质量以及责任界定等方面都有详细的说明。

由于日本农村地区医生短缺，2008 年 3 月组建了"远程医疗推进小组"，研究应用远程医疗技术提高农村医疗服务水平的可能性以及采取的措施，并在 2008 年和 2009 年实施了"远程医疗模式"项目，用数据证明了远程医疗的安全性和有效性。

2010 年，日本的 NTT Do Co Mo 公司构建了智能医疗服务平台。该平台采用数字化网络传输手持式移动设备信息，让用户及各种专业医疗和保健服务提供商共同使用符合标准的、安全可靠的生命参数采集和分发平台，构建了医疗与保健机构及用户之间沟通的桥梁。

从日本互联网医疗服务的发展可以看出，虽然日本被广泛认为是一个善于技术创新和设备更新的国家，但在实践中，在更广泛的社会和政治背景下出现了许多问题。作为中央部委和地方政府（分支机构和地方政府）的政府在建立和发展这些政策和技术网络方面发挥了关键作用。

（三）澳大利亚互联网医疗服务发展状况

澳大利亚大陆幅员辽阔，互联网医疗有广泛应用前景。澳大利亚远程医疗的重要活动始于 1991 年，与其他地方一样，大多是自下而上，在这种情况下，由国家一级的保健组织和公司带头。1996年，众议院家庭和社区事务常设委员会对保健信息管理和远程医疗进行了调查。该委员会于 1997 年底公布了其"健康在线"报告收到了关于可行性、成本和效益、标准和服务影响等广泛问题的意见。它表示特别关注在地处偏远的农村应用时，缺乏提供互联网医疗服务的基本基础设施的反映。

1996 年还成立了澳大利亚卫生部长咨询委员会工作组，审查一系列需要在国家一级解决的问题。这些问题涉及融资指导、医疗专业人员的国家间登记、隐私和安全以及设备和可靠性标准。在 1998～1999 年开展的一系列调研，揭示了澳大利亚远程医疗的混乱情况，包括技术、市场（包括出口）和客户的混合。缺乏基础设施，供应商和买方之间的对话有限。很少有行业利益相关者清楚地了解信息技术和电信在未来几年将如何影响医疗保健。

澳大利亚互联网医疗的发展，反映出建立一个国家协调机构来推进互联网医疗服务开展的必要性。

（四）印度互联网医疗服务的发展状况

印度是一个幅员辽阔的国家，其复杂的社会经济特征也反映在了其医疗系统中。其中包括在农村和半城市地区执业的初级保健医生人数不足，许多医生完全缺乏正式的资格。另外，自付支出约占印度医疗支出总额的80%，因此，生活在农村地区的人口中，特别是70%的人获得适当保健的机会有限。使用信息和通信技术促进健康（e健康）有可能改善这些领域，即促进获得高质量的保健和保健信息以及提高与健康有关的数据的质量。

互联网医疗始于医生以非正式的方式与病人分享他们的电话号码。这种情况在印度已经发生了几十年。目前，在印度农村或是城郊地区开展的远程医疗主要有以下四种形式：固定诊所，面包车营地，一名技术人员使用移动电话，移动电话应用程序。一些组织侧重于一个或两个医疗问题，如糖尿病和高血压，而另一些组织则涉及各种问题，例如产前护理、营养不良、登革热和艾滋病。本书主要具体介绍这四种模式。

1. 固定诊所

固定诊所（无论是私营部门还是公共部门）可能已经存在，一个非政府组织或一个城市医院配备了诊断硬件、计算机和互联网连接，以便能够与城市的一名专家进行远程咨询。例如，普通医生可能没有记录心电图的设施，但将安装必要的机器，然后运用这种远程协商。这种护理可能需要或不需要视频会议，远程医疗有时隐藏在病人身上。初级保健医生很高兴能够提供额外的护理类别，这一模式的流行领域包括心脏病学、神经学、肾病学和儿科。专家与远距离医生的这种联系也可以在国际上进行，一所印度医院与全球150 个中心有联系。这里的目标受益人是初级保健医生，他们现在有更好的设施和获得专家的机会，这反过来又有利于病人。

另一种方法是建立一个新的诊所。非政府组织翻新现有的中心或建立自己的设施以吸引病人。该中心可能只由技术人员或即将与专家联系的应届毕业生担任。也许还有一位技术人员来帮助电脑咨询，可能涉及简单的打电话给医生，也可能使用印度空间研究组织免费提供的卫星连接。除会诊外，可免费为患者提供药品和往返会诊的交通工具。还可能存在的情况是一些公司医院定期将其专家送到周边诊所，远程医疗使医生能够通过分析基地医院的报告来提供护理。在这种情况下，只有病人记录的交换，没有任何视频会议。对于大型私立医院来说，这构成了它唯一的远程医疗类别。

2. 面包车营地

护理也可以由一辆外展车提供，这可能是一项独立的活动，也可能是对诊所的补充（可能是也可能不是同一组织的一部分）。例如，一辆面包车载着护士、普通医生和一名技术员，有一个小药房，并配备了超声波、心电图和 X 射线。专家远程会诊在心脏病学、神经学或危重护理中进行。在另一种情况下，有特定的筛查糖尿病和糖尿病相关的并发症，如肾病和冠状动脉疾病。眼科医院的面包车计划可能包括多名远程医生实时检查眼睛图像。眼镜可在面包车内或在基地医院制作，随后由当地非政府组织分发。

3. 一名技术人员使用移动电话

还有一种可以通过外联保健工作人员开展工作，特别是作为印度政府（GoI）国家农村保健特派团（NRHM）一部分经认证的社会保健积极分子。这些主要是在非城市环境下实施的，尽管有时是在城市贫民窟，其中最受欢迎的是与母亲和儿童健康有关的方案。已经提供了通常基于 Java 的移动电话。手机提高了他们在社区中的地位，手机上的信息也比口语更受重视。手机可能有一组算法问题，ASHA 需要询问受益人，如孕妇或病人。它还跟踪她是否对受益人进行了必要的访问次数以及每次访问是否花费了足够的时间。它提高了护理质量，包括随访和紧急护理以及转诊人数。一些软件专门用于案例管理。它可以跟踪特定方案的受益人数，并将确定哪些人已失去后续行动。监测农村保健工作者的生产力是这些方案的一个重要方面，他们通常在没有监督的情况下工作。

在小型商店购买的移动电话微 SD 卡上预装教学视频。有 14 个健康问题的关键信息，如洗手、口服补液疗法和独家母乳喂养，这些都是从联合国各组织认可的文件中得出的。该方案将改变行为、降低死亡率、改善营养等。在某些情况下，ASHA 获得适度的现金奖励，以便将病人从有远程医疗咨询的地方带到中心。他们还使用远程连接到基层医院医生的诊断硬件。另一种推广方式是由一名技术人员来拜访糖尿病患者，用手机拍摄，送医院征求意见。

4. 移动电话应用程序

手机应用程序包括可以在低端手机上玩与健康相关的游戏以及用于改变行为或提醒医生就诊的 SMS - es。除农村人口外，一些互联网医疗面向城市用户，这些用户是营利性公司的目标。一些公司把重点放在初级和预防性保健上，提高对健康、饮食和健身的认识，并努力改变行为。一家公司与一家私人电信公司建立了联系，向用户的手机发送健康提示。作为其中的一部分，可以开发文化上更适合印度用户的专有内容。他们还可以通过网络进行咨询，病人可以从家中联系护士、医生或救护车。

基于网络的护理的一个亚类是手术后的后续远程医疗。患者主要是来自二级和三级城镇的患者，收到一个网站的密码，该网站允许与他们的医生沟通，并在回家后交换文件。这一类别主导了一个医院之间的互联网医疗实践。

三、国外互联网医疗服务发展的经验与启示

通过上面的典型案例分析，我们可以归纳出，促进互联网医疗服务发展的关键原则，以及设计和提供互联网医疗和远程护理服务的关键成功因素。

首先，各国政府和其他决策机构应宣布其促进互联网医疗和互联网医疗的目的。目标是提高护理质量，将护理扩展到提供不足的社区，还是为了省钱？各国政府应建立一个指导方针和规章框架，使保健专业人员和公司能够共同努力，从而促进互联网医疗和远程护理的发展。政府应通过财政和其他激励措施，鼓励保健提供者和商业系统提供者之间建立伙伴关系。各国政府需要与医疗保健专业人员合作，解决与互联网医疗相关的法律和道德问题，以确保这些问题不会成为接受的障碍。

其次，互联网医疗项目和服务应注重成果并管理参与者。互联网医疗服务应作为一系列相关服务，既包括远程医疗服务，也包括

使用共享基础设施。互联网医疗服务应与现有服务相结合，并在可能的情况下在各部门和机构之间全面整合医疗保健资源。

最后，需要足够数量的互联网咨询或互联网诊疗服务来显示投资回报。互联网医疗服务可以出口到私人医疗和海外市场。

第三章

我国互联网医疗服务发展的现状与问题

第一节 我国互联网医疗服务发展的现状分析

一、我国互联网医疗的发展历程

我国互联网医疗的研究和应用起步较迟，本书将我国互联网医疗发展分为三个阶段。

第一阶段（20世纪90年代中期以前）为萌芽阶段。1988年，解放军总医院通过卫星与德国一家医院进行的神经外科远程病例讨论是中国首次现代意义上的远程医疗活动，中国的远程医疗监护也逐渐进入尝试发展阶段。1994年，华山医院与上海交通大学用电话进行了会诊演示；同年，国家卫生部主导并启动了"金卫工程"2号工程——建设全军医药卫生信息网络和远程医疗会诊系统；1996年，上海华山医院开通了卫星远程会诊；1997年，中国金卫医疗网络正式开通，连接了北京、上海、海口、福州、哈尔滨等城市的30家医院；同年，解放军总医院通过电子邮件方式与济南军区的某医院进行了远程医疗会诊，并于当年正式成立"远程医疗中心"，主要的通信手段是电子邮件、可视电话、ISDN等，标志着中国医疗卫生信息化事业发展进入快车道。

第二阶段（21世纪初至10年代中期）为起步阶段。2000年，丁香园等网站上线，代表互联网医疗行业的兴起；之后十年，寻医问药等企业的陆续成立揭开了我国互联网医疗行业发展序幕。

主要代表性的实践有：在互联网医疗行业的快速发展和用户需求迅速增加的情况下，国家对于互联网医疗行业逐渐认可，并出台了相关政策条文给予国内互联网医疗行业一定支持与约束。《互联网药品信息服务管理办法》于 2004 年 5 月 28 日经国家食品药品监督管理局局务会议审议通过，法规自公布之日起施行，加强了互联网药品的管理，规范了互联网药品信息服务活动，确保互联网药品信息的真实性和准确性。2009 年 7 月 1 日，卫生部正式施行《互联网医疗保健信息服务管理办法》（卫生部令第 66 号），进一步健全了互联网医疗保健信息安全体系，为患者的医疗保健信息安全保驾护航的同时，为互联网医疗行业提供了一个切实可行的规范，规范互联网医疗保健信息服务活动，保证互联网医疗保健信息科学、准确，促进互联网医疗保健信息服务健康有序发展。2011 年，春雨医生成立。我国首家急诊远程监控室在武警总医院急救监护中心启用，通过分组无线服务技术进行实时远程心电监测，呼救者可以通过"护心宝"监测器与医生进行交流。

第三阶段（21 世纪 10 年代中期以后）为快速发展阶段。随着互联网技术的高速发展，特别是 2014 年，以 BAT 为首的互联网公司纷纷布局医疗健康产业，互联网医疗成为全社会关注的热点，我国互联网医疗进入快速发展期。例如，2014 年"首届中国国际远程医疗技术展览会"现场展览展示了远程医疗相关产品及技术。2015 年 2 月，国家发改委、卫计委研究决定，同意宁夏回族自治区、贵州省、西藏自治区分别与解放军总医院，内蒙古自治区与北京协和医院，云南省与中日友好医院合作开展远程医疗政策试点工作。2015年12月，微医与桐乡市联合成立了我国第一家互联网医院，即乌镇互联网医院。此后，国内涌现出一大批提供互联网医疗服务的实体单位和服务模式，如医药电商、网络挂号、在线问诊、互联网医院等。

这一阶段还可以细分为三个不同时期。爆发期（2014～2016年）：在资本的推动下，全民创业风潮也蔓延到医疗领域，整个行业投融资总额约14亿美元，互联网医疗迎来狂热发展期。遇冷期（2016～2018年）：由于商业模式始终难以落地，资本对互联网医疗的投资热度逐步趋于理性的同时，国家政策支持力度也有所降低，纯互联网平台企业发展受阻，整体行业发展较为缓慢。转折期（2018～2020年）：国务院办公厅于2018年发布《国务院办公厅关于促进"互联网+医疗健康"发展的意见》（国办发〔2018〕26号），互联网医疗的行业地位得以确立。2020年疫情期间，互联网医疗的优势被进一步挖掘，卫健委连发两文推动互联网医疗的加速应用，政策利好促进行业的发展。

二、我国互联网医疗服务行业发展的现状分析

（一）我国互联网医疗行业规模飞速扩张

根据丁香园《2020中国互联网医院发展研究报告》中数据显示，我国互联网医疗行业在2011～2019年行业市场规模飞速发展，由50.6亿元增长到680亿元，年均增长率突破了39%，具有非常广阔的市场前景。由于2020年疫情的爆发，预计市场规模将突破到940亿元。具体如图3-1所示。

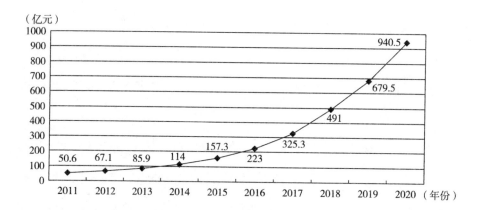

图 3-1 2012~2020 年互联网医疗服务市场规模变化

　　根据丁香园《2020 中国互联网医院发展研究报告》中数据显示，截至 2019 年 11 月底，已建成的互联网医院数量达 294 家。仅 2019 年 1~11 月份，我国已建成的互联网医院数量就达 148 家，是 2014~2018 年互联网医院建设数量的总和，互联网医院建设在 2019 年进入加速建设期。2020 年 11 月，在新华社《半月谈》杂志社主办的"互联网+医疗健康"创新发展论坛上，国家卫生健康委医政医管局监察专员郭燕红透露，全国互联网医院已达 900 多家。

　　互联网医院问诊量实现跨越式增长。从互联网医院问诊量来看，2016 年互联网医院问诊量为 0.04 亿次，到 2019 年，根据专家提供资料显示，互联网医院目前日均问诊量约为 2000~3000 次/天，按照这个数量推算，2019 年互联网医院问诊量约为 2.1~3.2 亿次，均值为 2.7 亿次，2016~2019 年，互联网医院问诊量实现倍增式增长。

（二）大量社会资本进入互联网医疗领域

随着互联网技术的发展和我国迫切的医疗需求，大量的社会资本进入互联网医疗的领域，各大互联网巨头纷纷通过投资或并购的形式进入健康领域。百度以大数据资源和处理能力为核心，在医院端的投资点有朗玛信息、趣医网和医护网；在健康管理领域推出了百度医生和收购了拇指医生；重点推出了百度健康云、北京健康云；在医药流通领域投资药直达。

阿里巴巴的互联网医疗布局以支付宝、天猫为框架，云峰基金为开路先锋，在医院端入股了恒生电子旗下互联网医疗子公司恒生芸泰、战略投资华康医疗；在健康管理端战略投资了 U 医 U 药、寻医问药网；在智能设备端大刀阔斧与上市医疗医药公司合作，包括在智能移动医疗设备与鱼跃科技合作，在医疗影像领域入股华润万东，与迪安诊断在体检检测领域战略合作；医药 O2O 领域以天猫医药馆、阿里健康 App 为核心，与卫宁健康共同探索处方流通，与医药商业公司白云山合作。

腾讯医疗以微信为核心，以春雨医生、丁香园等为落实平台，在医院端战略投资挂号网，现在已经升级为微医集团，主导微信智慧医院的建设，与卓健科技深入合作；健康管理端战略投资国内流量最大的互联网诊疗平台春雨医生，战略投资好大夫在线；智能设备领域战略投资糖大夫（连接智能血糖仪）、战略投资缤刻普瑞（智能医疗设备开发商）；在医药流通领域与医药流通企业九州通合作，与医药连锁海王星辰合作。

（三）纳入医疗服务项目中的互联网医疗服务种类极少

从目前出台的相关文件来看，我国的互联网医疗服务项目主要由远程会诊、远程诊断、远程监测、互联网医院门诊四大类构成，占整个医疗服务项目的比例极少。

第一类为远程会诊类：主要包括远程的单学科会诊、远程的多学科会诊、同步远程病理会诊、非同步远程病理会诊、切片数字转换及上传、远程影像会诊、远程中医辨证论治会诊等项目。

第二类为远程诊断类：包括远程影像诊断（CR、DR）、远程影像诊断（CT、MRI）、远程心电诊断、远程超声诊断、远程检验诊断、远程病理诊断等项目。

第三类为远程监测类：包括远程心电监测、远程胎心监测、远程血压监测、远程血糖监测等项目。

第四类为互联网医院门诊及其他互联网医疗项目：互联网医院门诊诊察费等项目。

（四）互联网医疗的相关政策相继出台

供需矛盾突出是我国医疗长期面临的根本性问题，目前我国经济发展进入新常态，人口老龄化问题加剧，慢病患者增多，人们健康意识提升，医疗消费大幅增长，催生了大量医疗需求。从供给端来看，我国优质医疗资源不足且资源分布不均，难以满足快速增长的医疗需求。根据国家卫生健康委员会发布的《2019 年我国卫生健康事业发展统计公报》数据显示，2019 年末，我国医院数量超过 3.4 万家，三级医院数量为 2749 家，仅占总数量 8%，而医疗服务的工作量却占到 23.6%，医疗资源紧张。

在国家深化医疗卫生体制改革的背景下，近年来，相继出台了一系列政策文件鼓励、支持及规范互联网医疗的发展。特别是自2018年以后，我国互联网医疗的管理制度逐渐清晰规范，政策利好推动了行业发展。具体如表3－1所示。

表3－1　2014～2019年互联网医疗服务相关政策汇总

时间	文件名称	主要内容
2014年5月	《关于推进医疗机构远程医疗服务的意见》	首次放开B2C业务："医疗机构运用信息化技术，向医疗机构外的患者直接提供的诊疗服务。"取消审批流程："具备基本条件""签订合作协议""患者知情同意"即可
2015年1月	《远程医疗信息系统建设技术指南》	提出在信息化层面要遵循国家统一规范标准，建立和完善远程医疗服务、业务监管和运维服务三大体系。构建覆盖全国的远程医疗服务网络体系，实现多点对多点的跨地域、均等化、体系配套的远程医疗服务，将全国近千家大型综合医院高端医疗专家的优质服务辐射到万家基层医疗卫生机构
2015年7月	《关于积极推进"互联网＋"行动的指导意见》	提出大力发展基于互联网的医疗、健康、养老、教育、旅游、社会保障等新兴服务
2016年10月	《"健康中国2030"规划纲要》	提出全面建成统一权威、互联互通的人口健康信息平台，规范和推动"互联网＋健康医疗"服务，创新互联网健康医疗服务模式。实施健康中国云服务计划，全面建立远程医疗应用体系，发展智慧健康医疗便民惠民服务
2016年12月	《国务院关于印发"十三五"卫生与健康规划的通知》国发〔2016〕77号	全面实施"互联网＋"健康医疗益民服务，发展面向中西部和基层的远程医疗和线上线下相结合的智慧医疗，促进云计算、大数据、物联网、移动互联网、虚拟现实等信息技术与健康服务的深度融合，提升健康信息服务能力

续表

时间	文件名称	主要内容
2017 年 1 月	《"十三五"卫生与健康规划》	促进人口健康信息互通共享，推动健康医疗信息化新业态快速有序发展，全面实施"互联网＋"健康医疗益民服务，促进云计算、大数据、物联网、移动互联网、虚拟现实等信息技术与健康服务深度融合，提升健康信息服务能力
2017 年 3 月	《医师执业注册管理办法》	医师在医疗、预防、保健机构执业以合同（协议）为依据，确定一家主要执业机构进行注册，其他执业机构进行备案，执业机构数量不受限制。全面推开医师多点执业
2018 年 1 月	《关于印发进一步改善医疗服务行动计划（2018－2020年）的通知》	提出全国所有医联体实现远程医疗全覆盖，基层医疗卫生机构逐步扩大远程医疗服务范围，使更多的适宜患者能够在家门口获得上级医院诊疗服务。以"互联网＋"为手段，建设智慧医院。应用互联网、物联网等新技术，实现配药发药、内部物流、患者安全管理等信息化、智能化
2018 年 4 月	《关于促进"互联网＋医疗健康"发展的意见》	健全"互联网＋医疗健康"服务体系，通过发展"互联网＋"医疗服务，创新"互联网＋"公共卫生服务，优化"互联网＋"家庭医生签约服务，完善"互联网＋"药品供应保障服务，推进"互联网＋"医疗保障结算服务，加强"互联网＋"医学教育和科普服务，推进"互联网＋"人工智能应用服务，推动互联网与医疗健康服务融合发展；明确了"互联网＋医疗服务"的主体必须依托实体机构
2018 年 7 月	《互联网诊疗管理办法（试行）》《互联网医院管理办法（试行）》《远程医疗服务管理规范（试行）》	根据使用的人员和服务方式将"互联网＋医疗服务"分为三类，规范互联网诊疗活动，推动互联网医疗服务健康快速发展，保障医疗质量和医疗安全；进一步推动远程医疗服务持续健康发展，优化医疗资源配置，促进优质医疗资源下沉，推进区域医疗资源整合共享，提高医疗服务能力和水平
2019 年 1 月	《药品网络销售监督管理办法（送审稿）》	文件明确允许三方平台向个人消费者售药；允许通过网络向个人消费者销售处方药；允许单体药店通过网络销售药品；允许向个人消费者售药网站发布处方药信息

续表

时间	文件名称	主要内容
2019 年 2 月	《关于开展"互联网 + 护理服务"试点工作的通知》	规范"互联网 + 护理服务",保障医疗质量和安全,确定北京市、天津市、上海市、江苏省、浙江省、广东省作为"互联网 + 护理服务"试点省份并提供试点实施总体方案,其他省份结合实际情况选取试点城市或地区开展试点工作,试点时间 1 年左右
2019 年 8 月	《关于完善"互联网 +"医疗服务价格和医保支付政策的指导意见》	明确互联网医疗的服务项目,并将其纳入现行医疗服务价格的政策体系统一管理,对于符合条件的"互联网 +"医疗服务,按照线上线下公平的原则配套医保支付政策

资料来源:根据相关文件整理。

在国家各政府部门推进下,全国各省市陆续出台针对本地区互联网医疗发展的利好政策。截至 2019 年 11 月,已有甘肃、吉林、内蒙古等 15 个省份陆续出台了《关于促进"互联网 + 医疗健康"发展的意见》,山东、广东、宁夏等省份已出台推进互联网医疗的行动计划。综合来看,各地政府关于促进互联网医疗实施的文件,是总体围绕国家发布的《关于促进"互联网 + 医疗健康"发展的意见》中提出的要求,同时因地制宜而成的,主要围绕健全互联网医疗服务体系、完善互联网医疗支撑体系以及加强行业监管和安全保障三大部分推进。

2020 年防疫期间,中国许多医院和互联网健康平台纷纷推出在线医疗服务。2020 年 2 月 21 日,《关于加强医疗机构药事管理促进合理用药的意见》发布,明确指出要规范"互联网 + 药学服务",浙江、山东等省份也出台相关举措积极探索互联网购药,主要网络售药平台也对个人健康信息登记和疫情防控相关提示进行规范。2020 年 4 月 7 日，国家发改委、中央网信办发布了《关于推进"上云用数赋智"行动，培育新经济发展实施方案》，其中，首次从国家层面提到互联网医疗可以首诊，并纳入医保。新文件的发布似乎为互联网医疗首诊开放带来转机，但部分卫生医疗领域专家对此持谨慎态度。2020 年 7 月 21 日，国务院办公厅发布了《关于进一步优化营商环境更好服务市场主体的实施意见》（以下简称《意见》），《意见》指出，在保证医疗安全和质量前提下，进一步放宽互联网诊疗范围，将符合条件的互联网医疗服务纳入医保报销范围，制定公布全国统一的互联网医疗审批标准，加快创新型医疗器械审评审批并推进临床应用。

第二节　我国互联网医疗服务发展存在的问题

目前，绝大多数地方的医疗机构之间难以实现互联互通，患者检验检查结果不能共享，医院"孤岛"现象相当严重。在规范标准方面，相关标准体系尚未建立，严重限制和影响了"互联网 + 医疗"服务范围扩大和服务能力的提升。在医保支付方面，大多数地方医保不支持移动互联网支付，直接影响居民接受、使用"互联网 + 医疗"的范围和程度。

一、信息不能共享，医院机构信息化水平和覆盖范围存在差异

"互联网＋医疗"很难推进的原因之一，在于医疗的互联网都是一个个的"信息孤岛"，每个医院都是一座"信息孤岛"。由于我国医疗行业信息化缺乏顶层设计，加之国内医院体系庞大，当互联网医疗产品进入医院时，都要重新做系统接口，导致医疗 IT 产品复制成本和交付成本极高，这也同时限制了企业的生产能力。"信息孤岛"不是一个技术问题，而是一个体制问题，是医疗服务体系碎片化的反映，因为不同的医疗服务提供者互相之间都是竞争对手，他们是不会主动积极地实现信息的互联互通互享。公立的大型医疗机构如果不放开他们的核心系统——HIS 系统（即医院信息系统），将导致在线上服务时，缺少必要的诊断、检验检查等客观数据，使某些诊疗项目无法在线上开展。

大型医院、二级及以下医疗机构信息化能力不同，存在技能鸿沟、技术鸿沟等，导致"互联网＋医疗服务"的承载能力不一，大病、疑难病和康复等医疗机构衔接不够，线上线下服务衔接断档。公共卫生机构、民营医院、药店和体检机构等接入能力良莠不齐，导致服务连续性受挫。医疗机构从门诊、住院等单项应用，已经进行到基于集成平台的内部集成阶段，需要进一步扩展到基于服务链的延伸和扩散，完成服务链集成，打通线上和线下的服务与管理关系。

二、医疗大数据的挖掘与数据安全问题亟待破解

互联网医疗的本质是医疗服务的在线化与数据化。传统的医疗数据是以临床为中心的业务，而互联网医疗是结合互联网、健康物联网以及气象环境、基因等数据，这些数据来源多元化，怎样进行规范化处理，还有如何挖掘出非结构化数据的价值亟待解决。现有的移动医疗服务和功能可满足用户的问诊需求，但通过监测数据进行行为干预，进而预防疾病的能力还有待提高。一旦数据出现较大误差，给用户造成压力的同时，产品本身的推广也会受阻。

互联网医疗以网络为依托，患者的个人信息、诊疗图片及视频通过互联网传播，图像视频中包含患者的病患部位和隐私部位的病理图片，一旦泄露，会对患者的人身、心理造成沉重的打击。而且，网络信息泄露不同于传统的患者权利受侵害，网络上的信息传播快，侵权行为发生具有即时性，影响范围广且不易消除，即使事后通过诉讼途径维权，也难以保护已经受到侵害的权益。

三、互联网医疗服务的监管体系不健全

互联网医疗服务的特点之一就是多主体性，涉及行政监管人员、系统运行维护管理人员、服务运营人员、专家/医务人员（邀请方和受邀方）、患者等，如远程会诊是申请方向专家端申请远程会诊，受邀方接受申请，开展远程会诊并出具诊断意见及报告的过程。这些特点无形中增加了监管的难度，鉴于互联网医疗的特殊性，必须在监管时付诸有效的协调合作。以往医

疗服务的监管方式是机构监管，即以医疗机构的类型，如公立医院、民营医院等作为划分监管权限的依据来进行监管，其优势在于可避免不必要的重复监管，从而降低监管成本。但在互联网医疗服务背景下，互联网医疗服务的提供涉及两家或多家医疗服务机构、多位医师、信息系统提供者等，其对医疗服务的质量和安全共同承担责任，单纯采用机构监管不能适应互联网医疗服务的发展趋势。

到目前为止，我国仍缺乏完善的互联网医疗监管制度，具体体现在：第一，已出台的互联网医疗相关文件具体规定还不够细化，监督管理也缺乏相应的措施；第二，资格申请与审查、执业规则及监督管理等有相应标准规范但比较笼统，在具体要求和内涵界定上缺乏一个比较完善的评价体系；第三，在电子环境下，病历资料的完整性、安全性不能得到保证，须有与之对应的资料管理制度；第四，互联网医疗的收费问题还没有统一的规定，亟须明确统一的收费标准。此外，目前国内缺乏互联网医疗项目分类标准，尚无统一的互联网医疗服务收费项目分类系统，互联网医疗产品功能和效果差距很大，系统功能和数据交换标准无法互联互通，互联网医疗设备评估认证、互联网医疗从业机构和人员资格准入、互联网医疗过程中隐私保护等尚缺乏相应明确的规章制度。因此，加强和完善互联网医疗服务的监管制度建设就成为互联网医疗服务健康发展的基础。

四、互联网医疗服务项目繁多，但目前纳入价格管理的项目较少，管理存在缺失

目前，开展的互联网医疗服务的范围非常广泛，包括以互联网为载体和技术手段的在线疾病咨询、远程会诊、远程诊断、远程监测和康复、电子处方、电子健康档案、健康教育及疾病风险评估等多种形式。但从目前各地区出台的文件来看，列入管理的项目不超过 20 项，主要涉及的是公立医院开展的互联网医疗服务项目的收费，仅有少部分地区对于互联网诊疗及互联网医院的价格提出了相应的管理措施。同时，对于互联网医疗服务的收费，大多是仅明确了收费标准，而对于服务项目的内容还不够具体清晰。例如，贵州的同步远程病理会诊项目的服务内涵仅为通过网络传输的实时医院之间的病理会诊，没有明确病理会诊专家组的主治医师的职称以及邀请方与受邀方医疗机构的具体服务内涵。

医疗服务价格的高低不仅在很大程度上影响着人们对这种医疗服务形式的接受度与需求量，同时也影响对该项服务提供的意愿。如果没有相应的收费标准或是明确的管理办法，会制约部分互联网医疗服务项目的开展。例如，目前开展的远程监测类，都为单一项目进行收费。而远程重症监控则包含多项监测，这项服务的开展可以使患者不离开病床就能 24 小时得到远端城市大医院或是上一级医院专家与医护人员的持续监护，可以实现大医院病床的跨地区延伸，提升优质医疗资源利用效率。另外，随着我国老龄化的加剧，远程家庭健康护理，即通过远程医疗服务的医护团队同时监护多名患者，使患者在家中实施监护、康复和保健，这种服务模式将会在今后有较大的发展空间。但目前对这两类互联网医疗服务项目还没有明确的收费方式及相应的价格管理办法，因此很难开展相关服务。

五、现有医疗体制、商业模式和居民态度与认知的制约

我国现有的医疗模式是以医院为主，主要的医疗资源集中在实体医疗机构。医疗知识的提供者（医生、护士）也有自己隶属的医院，参与互联网医疗服务活动只是业余工作，不能与互联网医疗企业建立紧密的合作关系。另外，居民的医疗数据存储在实体医疗机构，其他企业很难获取并利用，因此，互联网企业必须依赖实体医疗机构对患者做出的检查和诊断，在服务范围和规模上受到了限制。

当前互联网医疗的服务模式主要是作为中间商的角色而存在，例如建立平台帮助患者和医生交流，从患者向医生的付费中收取提成。该模式利润单一、可模仿性强，互联网医疗企业如计划长远发展，必须寻找新的服务模式，从数据分析、个性化医疗、专业化服务等方面探寻成熟的商业模式。中国现在的药店跟便利店一样在全国多如牛毛，覆盖半径不足3千米。碰上急症就直接去医院了。而网购药品需要解决的是如何让患者拿到药品的时间短于传统的取药时间。国家药监局对药品的仓储、配送都有严格的规定，目前参与医药物流的企业数量不多，目前的物流速度还没办法满足用户的急需用药需求，特别是跨城市的物流配送速度。

目前，人们对互联网医疗、"互联网＋医疗服务"、远程医疗等概念认知度不高，居民的健康管理方式还停留在花钱治病的思维上，对疾病预防、疾病监测方面的重视度不够。部分互联网医疗服务是针对疾病预防和监控的，而对疾病的治疗还是主要依靠实体医疗机构，因此，导致多数居民还未能意识到互联网医疗服务的重要性。

第四章

互联网医疗服务模式的分类与特征

互联网医疗涵盖了广泛的服务和应用，包括远距离提供保健和医疗服务的所有方面。本书根据不同方式，对互联网医疗服务进行分类，重点研究不同互联网医疗服务模式的特征。由于不同模式有不同的可靠性和可用性、安全性和保密性，不同模式涉及的利益主体也不尽相同，这些将会影响使用者和提供者的态度与行为，也会对相关政策制定产生重要影响。因此，对互联网医疗服务进行科学分类有着重要意义。

第一节 目前主要的互联网医疗服务模式划分方式

一、根据使用的人员和服务方式划分互联网医疗服务模式

2018 年 7 月 17 日，由国家卫健委和国家中医药管理局联合印发的《互联网诊疗管理办法（试行）》《互联网医院管理办法（试行）》《远程医疗服务管理规范（试行）》三个文件中，根据使用的人员和服务方式将"互联网 + 医疗服务"分为三类。

第一类为远程医疗。由医疗机构之间使用本机构注册的医务人员，利用互联网等信息技术开展远程会诊和远程诊断。包括两种形式：一是某医疗机构（以下简称邀请方）直接向其他医疗机构

（以下简称受邀方）发出邀请，受邀方运用通信、计算机及网络技术等信息化技术，为邀请方患者诊疗提供技术支持的医疗活动，双方通过协议明确责权利；二是邀请方或第三方机构搭建远程医疗服务平台，受邀方以机构身份在该平台注册，邀请方通过该平台发布需求，由平台匹配受邀方或其他医疗机构主动对需求做出应答，运用通信、计算机及网络技术等信息化技术，为邀请方患者诊疗提供技术支持的医疗活动。邀请方、平台建设运营方、受邀方通过协议明确责权利。

第二类为互联网诊疗活动。指由医疗机构使用本机构注册的医务人员，利用互联网技术直接为患者提供部分常见病、慢性病复诊和"互联网＋"家庭医生签约服务。国家对互联网诊疗活动实行准入管理。医疗机构在线开展部分常见病、慢性病复诊时，医师应当掌握患者病历资料，确定患者在实体医疗机构明确诊断为某种或某几种常见病、慢性病后，可以针对相同诊断进行复诊。不得对首诊患者开展互联网诊疗活动。

第三类为互联网医院。包括作为实体医疗机构第二名称的互联网医院以及依托实体医疗机构独立设置的互联网医院。互联网医院可以使用在本机构和其他医疗机构注册的医师开展互联网诊疗活动。互联网医院可以为患者提供部分常见病、慢性病复诊、家庭医生签约服务。此外，当患者到实体医疗机构就诊时，由接诊的医师通过互联网医院邀请其他医师进行会诊时，会诊医师可以出具诊断意见并开具处方。

第二类和第三类均属于医疗机构通过互联网直接为患者提供

服务。

二、整合诊前、诊中、诊后线上线下一体化的互联网医疗服务模式

互联网医疗服务可以通过网络使病人在一次诊疗过程中，从疾病发生、治疗、检查检验到康复指导等获得连续服务。根据诊前、诊中、诊后线上线下一体化可以把互联网医疗服务分为网上预约挂号、在线医疗咨询、可穿戴设备、医药电商等形式。

网上预约挂号指的是医院将网络渠道纳入医院预约挂号系统，方便病人预约看病。目前，国内许多省市提供网上预约挂号平台，支持快捷登录、验证登录等方式，为患者看病提供了便捷高效的挂号方式。除了省市的官方网上预约挂号平台之外，还有其他健康网站提供网上预约挂号，与医院签约并提供挂号服务，比如健康之路、健康160。网上预约挂号与网络技术相结合，拥有众多的挂号渠道和功能：电脑上网预约、手机上网预约、电话短信预约、自动预约机预约以及热线电话预约。这五种挂号渠道与互联网技术相结合，涵盖了各个年龄层，节约了挂号时间和医院运营成本。

在线医疗咨询是指通常由各家医院网站提供，或者由相关专业医疗网站聘请专业医生通过网页、QQ、电话、论坛等在线交流方式进行疾病咨询的医疗服务。由于我国群众对于医疗服务的迫切需要以及诊治过程中的隐私问题，在线医疗咨询发展迅猛，有好大夫在线、名医在线、在线医生、丁香医生、求医网等多个在线医疗咨询平台。2015 年 4 月 13 日，国家卫计委新闻发言人宋树立明确：

互联网上涉及医学诊断治疗是不允许开展的，只能做健康方面的咨询。这对在线医疗咨询造成了一定的限制，也为患者提供了一定的生命安全保障。

可穿戴设备即可穿戴健康设备，是把可穿戴技术应用于健康领域，对用于身体情况的检测、运动数据的统计及健康状况的改善的设备的统称。可穿戴健康设备大多应用于对身体各项指标的实时监测，如心率、汗液、体温、睡眠、卡路里、血压、葡萄糖等，方便了解身体的健康状况，监测突发性疾病的发病时间，配合定位系统实现及时救治。目前，智能手表和手环与智能手机组合，形成了大多数人常用的可穿戴健康设备。

医药电商即医药电子商务，是指以医疗机构、医药公司、银行、医药生产商、医药信息服务提供商、第三方机构等以营利为目的的市场经济主体，凭借计算机和网络技术（主要是互联网）等现代信息技术，进行医药产品交换及提供相关服务的行为。随着我国电子商务的迅猛发展，医药电商的发展前景广阔，然而由于安全隐患的存在，目前的医药电子商务仍然受到了较大的限制。国家经贸委医药司司长于明德表示，未来的医药电子商务不仅应包括医药信息的共享和电子结算，还应包括合法的医药生产企业与生产企业（原料药、制剂）、流通企业及医院的网上交易，包括合法的医药流通企业与流通企业（批发、零售）及医院的网上交易，包括零售药店对消费者的网上销售。

第二节　基于整合用户需求与服务提供的
互联网医疗服务模式

互联网医疗服务在通过信息与网络远距离接收医疗服务的过程中，改变了传统的医生与患者的关系，将这种关系扩展到医生与患者不直接接触的交互关系，因此，涉及的两类典型主体间的关系更为复杂，同时还涉及了互联网医疗服务提供机构与接受医疗服务机构之间的关系。

一、基于互联网医疗服务提供与用户需求特征的划分依据

本书将依据互联网医疗服务提供与用户需求特征，对互联网医疗服务模式进行分类。具体来说，通过衡量服务交互方式、提供的数据质量及设备要求，服务用户数量及服务时间的长短，对互联网医疗服务进行分类，如表 4-1 所示。

表 4-1　互联网医疗服务模式和特点

特征	医疗机构与医疗机构			医疗机构与病人		
	模式 1	模式 2	模式 3	模式 4	模式 5	模式 6
交互方式	实时	存储/转发	实时	实时	存储/转发	存储/转发
数据类型	多种	数据	多种	多种	数据	多种
设备	特殊	特殊	特殊	特殊	特殊	普通
行动	直接	间接	直接	间接	直接	间接

续表

特征	医疗机构与医疗机构			医疗机构与病人		
	模式1	模式2	模式3	模式4	模式5	模式6
病人数量	1	1	>1	>1	1	>1
期限	短期	短期	短期	长期	短期	长期

交互方式包括同步和异步。同步指所涉各方之间的交流是否以同步的方式进行。实时互联网医疗通常涉及视频会议，参与者可以通过视频会议获得视频屏幕（电视机或计算机监视器）、扬声器、照相机和麦克风，以便所有参与者都能看到和听到正在发生的事情。然而，视频会议并不总是实时互联网医疗的一部分，对宇航员生命体征的远程监测就是一个例子。实时要求通信线路必须是高质量的，因为在传输过程中不丢失数据，也不会发生延迟。这些可能导致所提供的信息不正确从而导致误诊。实时互联网医疗应用的常见例子是急诊医学或远程伤口护理。如果双方之间的接触不是必要的，则使用存储转发技术，这意味着一方整理信息并将其发送给另一方进行审核，如皮肤科和远程放射学，专家们在那里通过同事转发的图像进行诊断。

数据类型是指传输的文字和图像方式。有些模式将主要使用数据，如纸质文件的扫描图像，例如病人记录和图表或信息，病理幻灯片或 X 射线图片。其他模式将使用多媒体数据类型，如音频信号和视频信号，或是人们使用 CT 或 MRI（核磁共振）扫描仪时进行检查。

设备是指适用于所需的终端设备以及任何专科医疗设备，如电子耳镜或听诊器。有了存储和转发应用程序，标准的个人计算机或是智能手机通常可以用作终端设备，但远程监测血压的系统需要一个设备来下载测量结果。成像应用（如远程放射学）可能需要一个专门的高分辨率监视器，以便能够看到必要的细节。

行动是指医生对患者是否直接介入治疗。医生采取的行动将包括直接介入，即医生对患者治疗有直接影响，如实时的远程医疗诊断或者提供建议，这些建议可以通过第三方传达给患者。

病人数量做了两种区分：一次只有一名病人参与咨询诊疗，或若干人可同时接受护理或诊疗。例如，在远程诊疗会议上可能会出现这种情况，在同一会上可能会诊断若干病例。

期限指的是进行交互的时间跨度。病人和医生之间的远程医疗咨询通常是一次护理，即短期服务。然而，对需要长期关注的病弱群体的监测将在长期内进行。

从上述分类可以发现，不同模式拟议的互联网医疗解决方案的责任有所不同。例如，一个监测病人的生命体征的系统和一个医生为病人送皮肤科医生转诊之间有很大的区别。生命体征监测将在几个小时或几天内进行，如果情况需要可以直接干预，而远程转诊将异步进行，只需进行数据传输。很显然，在开展这两种模式的互联网医疗服务时，沟通条件要求各不相同，所要求的承担的责任也各不相同。

由于不同模式对可靠性和可用性、安全性和保密性等责任的要求程度不尽相同，不同模式涉及的利益主体也不尽相同，这些都将会影响使用者和提供者的态度与行为，也会对相关政策制定产生重要影响。因此，我们将从不同模式需要承担的责任及对交互信息的要求进行具体分析，如表4-2所示。

表4-2　不同模式的责任及对交互条件的要求

		模式1	模式2	模式3	模式4	模式5	模式6
责任	可用性	非常重要	非常重要	非常重要	非常重要	非常重要	非常重要
	可靠性	非常重要	非常重要	非常重要	非常重要	非常重要	重要
	适用性	非常重要	非常重要	非常重要	非常重要	非常重要	非常重要
	安全性	非常重要	非常重要	非常重要	非常重要	非常重要	非常重要
	保密性	非常重要	非常重要	非常重要	重要	重要	不重要
交互条件要求	效率	非常重要	非常重要	一般	非常重要	非常重要	非常重要
	兼容性	非常重要	非常重要	一般	重要	重要	重要
	便携性	非常重要	重要	一般	一般	重要	重要
	容量	非常重要	非常重要	一般	重要	一般	不重要
	可扩展性	非常重要	重要	一般	一般	重要	重要
	可维护性	非常重要	非常重要	一般	重要	重要	重要

可靠性与可用性和一个基本因素密切相关。可用性衡量系统能够在多大程度上提供所请求的服务，而可靠性则衡量系统在多大程度上提供用户期望的服务。系统的可用性反映了用户成功地操作它和避免出错是多么容易。系统是由新手和专家使用，设计需要考虑两类用户的需求。安全性与保密性是关于信息的质量，包括信息的可用性，即数据在需要时存在，以及其完整性是否没有受到损害，即它是否受到保护，不受未经授权的修改，不会泄露。

二、不同模式的含义与应用

模式1：远程危重症会诊。在短时间内运用多种数据传输方式，以同步方式直接向一名患者提供医疗服务的模式。通过在短时间内提供视频、声音等多媒体数据，由医院远程医疗服务中心的专家们根据远程患者的症状或要求给出直接的结论和诊疗方案。主要针对需确诊或制订诊疗方案的住院患者、突发病情需紧急抢救的患者、尚未脱离危险期需调整或改善诊疗方案的住院患者。

当患者在诊断和治疗方面存在疑难情况，急迫地需要远方的专科会诊时，应用远程危重症会诊系统可以圆满地实现，不必耗费长途跋涉的精力和时间。在远程会诊时，专家既能及时获得病史、检验报告和各种影像资料，又能观察患者，并与患者对话；既可以与现场医生连线展开讨论，又可以观察和指导现场医生进行医疗操作，还能够立即送达诊断和治疗方案，犹如专家亲临现场会诊。交换的数据可能有各种形式，如语音、超声波或视频，而且可能需要特殊设备。

这种模式对数据质量要求高，给参与互联网医疗服务的专家及业务人员带来的挑战最大、风险最大，对提供互联网医疗服务的设备质量要求也高。

模式2：远程诊断。由医院远程医疗服务中心的专家们为患者提供一对一的非实时医疗服务，即把图像、文字等各种信息发给专家，专家在得到远程患者的生理或病理信息后，在一定时间内（如几个星期或是几个月内），给出反馈意见并把诊断结果发给相关的医护人员。例如，开展社区远程会诊，上级医院专家会同社区患者主管医生，共同探讨患者病情，进一步完善并制订更具针对性的诊疗方案，依托远程会诊平台，实现小病社区解决，以真正达到资源共享的目的。

由于其诊断方式与医生原有的工作方式相似，都是根据相对客观的影像片及病理片做出诊断。而且目前的网络条件完全可以满足图像远程传输的速度和质量的要求，因此，影像和病理诊断是目前国内开展最广泛、最成功的远程医疗项目。尽管如此，在实际应用中还会受到拍片质量、位置选取、病理取材、切片制作水平等因素的影响。由于远程诊断特别是远程病理诊断具有一定的结论性，因此，此种模式对服务提供者仍存在一定的风险和挑战。

模式3：远程医疗转诊服务。对于比较复杂的病例，远程医疗服务中心之间可以进行相关病人信息数据的非实时传递，可以基于存储转发机制，把图像、文字、音频和视频等各种信息组成多媒体电子邮件发给另一个远程医疗服务中心，由其他的远程医疗服务中心的专家进行诊断。

另外，通过远程诊疗系统，患者在社区医院就诊时，主治医师就可以把需要转诊的患者信息上传到平台，平台系统将患者初诊信息及转诊需求发送至接诊医院相关负责人，上级医院在第一时间安排好患者需入住的科室或者病床。在上级医院诊断及手术完成后，需进一步康复治疗的患者，医院亦可以通过同样的技术手段转诊回到社区或家中康复。

这种服务模式通过远程医疗服务平台，各级医疗机构可将患者病案信息快捷、准确地上传或下载至平台，实现医疗机构间双向转诊的单据互传、检验预约、病床预约及转诊患者诊疗信息的共享，医院或社区医生可随时调阅转诊患者的诊疗信息，实现诊疗信息双向共享。如图4-1所示。

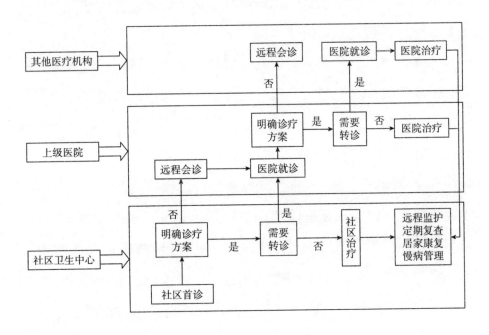

图4-1 远程医疗转诊服务模式

模式4：远程护理。远程护理利用现代通信技术，使老年人或残疾人能够获得更大的独立性，帮助他们独立生活在自己的家中，而不是到医疗或护理机构寄宿照料。通过利用技术将患者护理范围从医院内扩展到通信网络可以到达的任何地方，可以实现患者与诊所、诊所与医院或医院之间医疗信息的传送。这是一项长期的同步服务，有多种方式监测参与者的日常生活活动。通过使用一个中央控制点，一些参与者可以同时由一组护理人员进行监测，与模式1的远程会诊不同，该模式由医护团队提供长期的一对多的实时医疗服务，即长期的实时为患者、老年人或是残疾人提供多种形式的日常活动的监护，一般不直接提供诊疗，仅是监控，发现问题会提醒第三方医疗机构等介入治疗。

远程护理可以依据被监护者的病情严重程度进一步区分为远程重症护理与远程家庭健康护理。远程重症护理可以将远程医疗服务延伸至患者病床边，实现24小时不间断的重症监护，使患者不离开病床就能24小时得到远端城市大医院专家教授的持续监护。而远端专家可同时对多名危重急症患者进行远程持续监护，以便及时发现问题。可以实现大医院病床的跨地区延伸，使专家突破地域、时间限制，为更多危重病患者服务，提高了优质医疗资源利用效率，缓解了"看病难"的问题。远程家庭健康护理主要是由远程医疗服务的医护团队同时监护多名患者。在配备先进适宜的医疗设备的条件下，在患者家中实施监护、诊断、治疗、康复和保健。通过这种服务，老年人或是残疾人可以独立地在家生活而不需要去疗养院。这种远程护理需要有特殊的设备支持。随着我国老龄化的加剧，这种服务模式将会在今后有较大的发展空间，将推动相关系统、设备的开发研制生产。

模式5：远程健康监测。在这种模式下，交互是在短期、预定的时间内异步进行的，例如几周或几个月。它将主要用于帮助诊断或帮助照顾出院的病人或慢性病患者，如远程血压测量系统，或是糖尿病患者的血糖监测。这种模式需要一些特殊设备，患者将信息发送给他们的保健医生，并在预定的时间内接受建议。可以由医疗机构的医生通过互联网直接为患者提供部分常见病、慢性病复诊和家庭医生签约服务。

随着技术的发展，可以通过第三方机构构建医疗服务平台，这个平台可以将保健医生、患者、各种健康设备通过信息技术整合起来，更好提供健康监测。如日本的 NTT Do Co Mo 构建的医疗服务系统，自动通过手机从体重秤、血压监视器、计数器和其他健康设备上收集数据，为国民健康监测提供广泛的服务。

模式6：互联网医疗保健。运用一般的设备如个人电脑等，将视频、音频等多媒体数据非实时地传输，用来解决更广泛的健康与疾病预防方面的问题。保健医生既可以通过现代通信技术，为远方患者提供医疗咨询，也可以提供心理健康咨询；还可以为普通患者和健康人群提供一个学习医学知识的机会，提高全民保健水平和预防疾病的能力。

此外，还可以利用移动通信工具，例如智能手机、便携式电脑和掌上电脑等，提供医疗服务和公共卫生宣教。其应用方式包括针对目标群体发短信、推送和告知有关疾病知识或公共卫生事件预警，例如传染病暴发和疫情进展等。这种服务模式对设备技术要求相对较低，服务的对象范围较广，对于预防疾病和改善健康有较好的作用。

第五章

互联网医疗服务使用者态度与行为分析

第一节 技术接受模型对互联网医疗服务 使用意愿的分析

一、互联网医疗服务技术接受模型的构成

(一) 技术接受模型相关理论

Davis (1989) 提出技术接受模型 (Technology Acceptance Model, TAM)，科技接受模型用于研究用户对某项新技术的使用意向并找出影响其使用意向的影响因素及各影响因素之间的相互关系。技术接受模型是基于理性行为理论提出，将理性行为理论中的主观变量删除，引入感知有用性和感知易用性两个变量，感知有用性是指用户使用某项新技术能带来的价值程度。感知易用性则是用户对某一个新系统或新技术的容易掌握的程度，技术接受模型中使用行为由行为意愿决定，行为意愿由行为态度和感知有用性决定。感知有用性和感知易用性影响行为态度，并且感知易用性影响感知有用性，两者影响为正向影响关系，即当用户感受某项技术使用非常简单，用户接受度就会提高，从而用户感受到有用性就越高。另外，外界变量也会影响感知有用性和感知易用性。

Venkatesh 等 (2012) 在 Davis (1989) 的研究基础上，对技术接受模型进行了多次补充与完善，提出整合技术接受模型 2 (Unified Theory of Acceptance and Use of Technology 2，UTAUT2)，UTA-

UT2 解释消费者在不同环境下对信息通信技术的接受和使用情况，得出了较为全面的影响使用意愿的因素：①绩效期望，在从事一些具体的活动时，使用这一科技所能给消费者带来的好处的程度。②努力期望，指消费者感知的系统是否容易使用的程度。③社会影响，消费者感知的对其重要的人（亲人、朋友）认为其应该使用这一特殊唯一的科技。④促成因素，消费者利用资源和提供的帮助去行使这一行为的感知程度。⑤愉悦动机，使用这一科技所获得的快乐或愉悦。⑥价格价值，消费者对使用这一应用的感知利益和货币成本的比较权衡。⑦习惯，由于学习人们趋向于自发产生某种行为的程度。UTAUT2 中认为，绩效期望是指消费者从事一些具体活动时使用某种科技带来的好处的程度。绩效期望对使用意愿有影响作用，努力期望指消费者感知的系统是否容易使用的程度，努力期望对使用意愿有影响作用。社会影响是指消费者感知的对其重要的人（亲人、朋友）认为其应该使用这一特殊唯一的科技，社会影响对使用意愿有影响作用。促成因素是指消费者利用资源和提供的帮助去行使这一行为的感知程度，促成因素对使用意愿有影响作用并且对使用行为有影响作用。

（二）互联网医疗服务模式技术接受因素的构成

技术接受模型已经被很多学者广泛应用于各种信息技术和移动互联网络的研究中。互联网医疗服务作为一种创新型医疗方式归根结底是移动互联网络向医疗服务领域的延伸。因此，本书以技术接受模型为基础的技术接受因素作为影响互联网医疗服务使用意愿的因素。由于互联网医疗服务发展还不成熟，因此本书删掉了 UTA-

UT2 模型中的社会影响、习惯以及愉悦动机这三个因素，仅从以下四个方面展开研究。

（1）绩效期望。Venkatesh 等（2012）在他提出的 UTAUT2 模型中指出，绩效期望是指消费者感知使用这一科技在某种活动中所获得的好处程度，UTAUT2 中认为绩效期望对使用意愿有显著性影响。用户通过使用互联网医疗服务能够帮助自己完成就医的同时节约时间、金钱等。

（2）努力期望。努力期望是消费者感知的科技是否易用的程度，努力期望影响因素有感知易用性、复杂度和易用性，努力期望变量来源于 Venkatesh 等（2012）提出的 UTAUT2 模型。UTAUT2 模型认为努力期望是使用意愿的重要影响因素。本书中的感知易用性指使用者使用信息中介认为信息中介容易使用的程度，即信息中介是否简单易懂，是否容易访问，是否容易查找信息，复杂度指使用者认为信息中介难不难理解和使用的程度，易用性指使用者感知创新系统难以使用的程度，这里突出的是系统的难操作。

（3）促成因素。促成因素是消费者使用技术或设备所需的方便条件和各种技术支持条件的完备程度。如果用户认为使用互联网医疗服务达到用户对自身健康进行管理的效果以及用户如果在使用过程中遇到困难时得到他人提供的帮助，那么用户也愿意使用互联网医疗服务。

（4）价格价值。价格价值是消费者对使用某应用的感知利益和货币成本的比较权衡（Venkatesh 等，2012），消费者环境中消费者需要承担使用新科技付出的货币成本。消费者对互联网医疗服务的感知利益和货币成本比较权衡时则提高其使用意愿。

二、互联网医疗服务使用者意愿分析

（一）数据来源及量表设计

调查问卷通过网络调查途径来进行。网络调查是通过问卷星、微信与QQ邀请的途径发放，然后对调查问卷进行回收整理。问卷调查的对象主要为南京地区居民，调研的主要内容为对网上预约挂号、在线医疗咨询、可穿戴设备和医药电商四种较为常见的互联网医疗服务方式的接受意愿。此次调查无限制发放问卷，截至结束之日共计回收问卷 203 份，其中有效问卷 188 份，问卷有效率为92.61%。

调查问卷由两部分组成：第一部分，调查对象的基本资料，包括性别、年龄、学历、职业、收入等；第二部分，根据研究假设调查对网上预约挂号、在线医疗咨询、可穿戴设备和医药电商四种互联网医疗服务模式的接受意愿。

调查问卷除了受访者的基本情况以及四种模式的使用意愿以外，感知易用性与感知有用性作为受访者愿意使用该模式的原因，感知风险作为受访者不愿接受该模式的原因。将感知有用性、感知易用性、感知风险根据不同模式的属性展开，受访者做多项选择。根据选择某因素的频数及频率形成量表。问卷选项均由受访者来选择，经过后期的整理，将被调查者填写的结果作为研究的基础。

（二）互联网医疗服务不同模式使用意愿分析

1. 样本基本信息分析

从调查结果来看，男性与女性的比例差距不大，但女性占比大于男性，为 55.32%。问卷填写人以 20 岁以下的年龄层最为集中。教育背景以本科为主，占 70.74%。填写者月收入以 2000 元以下的为主，占 59.04%。在日均上网时长方面，数据结果集中分布于 2~4 小时，表明消费者在日常生活中对于互联网的依赖性之高。

调查结果显示：在互联网医疗了解度方面，"知道一些，但没使用过"以及"不太了解，也没使用过"占比较高。了解、偶尔使用占 23.94%，表明人们对互联网医疗有一定了解，但在考虑使用时仍有较多顾虑，感知风险较高。

在现有的互联网医疗服务模式之中，了解度最高的为网上预约挂号，占比高达 70.21%，其他依次为在线医疗咨询 69.68%，医药电商 43.62%，可穿戴设备 40.96%，其他 6.91%。这反映出线下医疗服务的局限性，线下医疗挂号等待的时间太长，医药价格过高导致看病治疗时间成本、经济成本高，给线上医疗服务发展带来了契机，高效方便的互联网医疗服务发展是必然的时代发展方向。具体如表 5-1 所示。

表 5-1　使用者基本信息分析

	选项	频数	频率（%）
性别	男	84	44.68
	女	104	55.32

续表

	选项	频数	频率（%）
年龄	20 岁以下	85	45.21
	21~25 岁	59	31.38
	26~35 岁	24	12.77
	36~60 岁	19	10.11
	61 岁以上	1	0.53
教育背景	大专及以下	46	24.47
	本科	133	70.74
	硕士及以上	9	4.79
职业	学生	120	63.83
	公职人员	20	10.64
	自由职业	15	7.98
	企业管理人员	12	6.38
	其他	21	11.17
月收入	2000 元以下	111	59.04
	2001~5000 元	44	23.4
	5001~8000 元	16	8.51
	8001 元以上	17	9.04
健康状况	很健康，从没感觉不适	66	35.11
	基本健康，偶尔感觉不适	111	59.04
	不太好，经常感觉不适	10	5.32
	有慢性病（高血压、冠心病、糖尿病等）	1	0.53
每天平均上网时间	1 小时以下	13	6.91
	2~4 小时	91	48.4
	5~7 小时	49	26.06
	8 小时以上	35	18.62

续表

	选项	频数	频率（%）
互联网医疗 了解度	非常了解，经常使用	13	6.91
	了解，偶尔使用	45	23.94
	知道一些，但没使用过	57	30.32
	不太了解，也没使用过	62	32.98
	不清楚，也不想用	11	5.85
互联网医疗 模式了解度	网上预约挂号	132	70.21
	在线医疗咨询	131	69.68
	可穿戴设备	77	40.96
	医药电商	82	43.62
	其他	13	6.91
互联网医疗 服务接受度	非常愿意	37	19.68
	愿意	107	56.91
	不知道	36	19.15
	不愿意	6	3.19
	极不愿意	2	1.06

2. 网上预约挂号的接受意愿分析

网上预约挂号的使用意愿中"愿意"占92.55，"不愿意"仅占7.45%。具体分析影响网上预约挂号接受意愿的因素如下：

从网上预约挂号绩效期望、努力期望方面分析："在线挂号能够缩短看病流程，节约就医时间"占比最高，高达84.57%，"在线挂号能够自主选择并预约指定的医生"，为61.70%。而"在线挂号能够提供完备的医生资料，便于参考""在线挂号连接医院系统，能够查阅过往病历，方便诊断""在线挂号公开透明，能够避免黄牛挂号"以及"在线挂号的操作流程对您来说很简单"占比仅40%左右，可见，网上预约挂号的最大优点是节约时间、自主选择性更大。而在系统完备性、公开性以及操作的简易性上受访者的体验不如前者，如表5-2所示。

表5-2　影响网上预约挂号使用意愿的绩效期望、努力期望统计

选项	小计	比例
在线挂号能够缩短看病流程，节约就医时间	159	84.57%
在线挂号能够自主选择并预约指定的医生	116	61.70%
在线挂号能够提供完备的医生资料，便于参考	83	44.15%
在线挂号连接医院系统，能够查阅过往病历，方便诊断	82	43.62%
在线挂号公开透明，能够避免黄牛挂号	76	40.43%
在线挂号的操作流程对您来说很简单	71	37.77%

从网上预约挂号使用意愿的促成因素、价值价格因素分析：数据表明，"在线挂号平台的功能不完善""在线挂号平台不安全，信息不可靠"以及"在线挂号可能泄露个人信息"占比较高，均为20%左右。可见网上预约挂号平台的安全性以及功能是受访者最为担心的。此外，"在线挂号需浏览网页，浪费时间"以及"在线挂号操作繁琐，不会使用"分别占12.77%、15.96%，相对较低。说明受访者对网上预约挂号能够节省时间较为满意，其操作流程也比较简单易懂。功能不完善、信息安全得不到保障阻碍了消费者使用网上预约挂号，如表5-3所示。

表5-3 影响网上预约挂号使用意愿的促成因素、价值价格因素统计

选项	小计	比例	
在线挂号需浏览网页，浪费时间	24		12.77%
在线挂号操作繁琐，不会使用	30		15.96%
在线挂号平台的功能不完善	38		20.21%
在线挂号平台不安全，信息不可靠	34		18.09%
在线挂号可能泄露个人信息	40		21.28%

3. 在线医疗咨询的接受意愿分析

从数据来看，愿意使用在线医疗咨询的占83.51%，不愿意使用的占16.49%。具体分析影响在线医疗咨询接受意愿的因素如下：

从在线医疗咨询绩效期望、努力期望方面分析：数据显示，"在线医疗咨询节约时间，方便快捷"占比最高，为71.81%，往下依次是"在线医疗咨询不受时间地点的约束""在线医疗咨询可自主选择医生咨询"，占比分别为56.91%、48.94%。"在线医疗咨询获得的医嘱更详细，方便记忆""在线医疗咨询能够同时接受多位医生诊断，较为准确""在线医疗咨询医生信息透明度高，值得信任""在线医疗咨询能够避免问诊时的尴尬"以及"在线医疗咨询的操作流程简单，易于掌握"占比均在30%左右，可见受访者对在线医疗咨询的服务形式、服务效果以及操作流程都较为满意，如表5-4所示。

表5-4 影响在线医疗咨询使用意愿的绩效期望、努力期望统计

选项	小计	比例	
在线医疗咨询节约时间，方便快捷	135		71.81%
在线医疗咨询不受时间地点的约束	107		56.91%

选项	小计	比例
在线医疗咨询可自主选择医生咨询	92	48.94%
在线医疗咨询获得的医嘱更详细，方便记忆	64	34.04%
在线医疗咨询能够同时接受多位医生诊断，较为准确	61	32.45%
在线医疗咨询医生信息透明度高，值得信任	52	27.66%
在线医疗咨询能够避免问诊时的尴尬	61	32.45%
在线医疗咨询的操作流程简单，易于掌握	51	27.13%

从在线医疗咨询使用意愿的促成因素、价值价格因素方面分析：从数据来看，占比最高的是"在线医疗咨询可能造成误诊，错过最佳治疗时间"，为27.66%，说明受访者对在线医疗咨询的问诊结果的信任度并不高。"在线医疗咨询难以得到及时回应""每位医生的医嘱不同，对患者造成困扰"以及"在线医疗咨询可能存在诈骗陷阱，使人失去大量财产"三者占比接近20%，可见在线医疗咨询的服务以及财产安全也是阻碍被访者使用在线医疗咨询的两大因素，对价格价值的感知降低了被访者对在线医疗咨询的使用意愿。"在线医疗咨询所购药品没有保障，配送时间慢"以及"在线医疗咨询只能文字沟通，可能存在障碍"占比不到15%，可见药品配送以及与医生在线沟通是主要的促成因素，如表5-5所示。

表5-5 影响在线医疗咨询使用意愿的促成因素、价值价格因素统计

选项	小计	比例
在线医疗咨询难以得到及时回应	37	19.68%
在线医疗咨询可能造成误诊，错过最佳治疗时间	52	27.66%

续表

选项	小计	比例
每位医生的医嘱不同，对患者造成困扰	35	18.62%
在线医疗咨询可能泄露个人信息	27	14.36%
在线医疗咨询可能存在诈骗陷阱，使人失去大量财产	32	17.02%
在线医疗咨询所购药品没有保障，配送时间慢	21	11.17%
在线医疗咨询只能文字沟通，可能存在障碍	27	14.36%

4. 可穿戴设备的接受意愿分析

数据显示，愿意使用可穿戴设备的受访者占 70.21%，较在线医疗咨询有所降低。不愿意使用可穿戴设备的有 29.79%。具体分析影响可穿戴设备接受意愿的因素如下：

从可穿戴设备绩效期望、努力期望方面分析：从数据来看，"可穿戴设备节约去医院检查的时间，方便快捷"占比最高，为 52.66%，说明在受访者看来，可穿戴设备能够节约时间为生活带来便利。"可穿戴设备可以实时监测，管理健康，使用较为放心"以及"可穿戴设备功能较多，能够满足各种健康检查的需要"占比分别为 49.47%、40.96%，说明可穿戴设备提供的功能较完备且可靠。受访者感知有用性较高。但"可穿戴设备使用方法和功能很容易操作"以及"可穿戴设备提供的健康咨询与监测数据很容易理解"占比仅 30% 左右，如表 5-6 所示。

表 5-6　影响可穿戴设备使用意愿的绩效期望、努力期望统计

选项	小计	比例
可穿戴设备节约去医院检查的时间，方便快捷	99	52.66%
可穿戴设备功能较多，能够满足各种健康检查的需要	77	40.96%

续表

选项	小计	比例
可穿戴设备可以实时监测，管理健康，使用较为放心	93	49.47%
可穿戴设备使用方法和功能很容易操作	60	31.91%
可穿戴设备提供的健康咨询与监测数据很容易理解	51	27.13%

从可穿戴设备使用意愿的促成因素、价值价格因素方面分析：结果显示，占比最高的是"身体健康无需使用可穿戴设备""可穿戴设备容易磕磕碰碰，造成损坏"以及"可穿戴设备产品价格过高，消费不起"，均在20%以上，"可穿戴设备损坏后修理会造成时间浪费"占比第四，为15.43%，可见受访者对可穿戴设备的需求并不大，其定价以及产品损坏率都较高，其性价比不高降低了被访者对可穿戴设备的使用意愿。另外，"可穿戴设备操作繁琐，不便于使用""可穿戴设备的数据测量不准确或告知错误数据"以及"对心率等数据缺乏了解，不能准确反映自身健康状况"占比在10%左右，说明受访者对于可穿戴设备的功能及服务较为满意，如表5-7所示。

表5-7　影响可穿戴设备使用意愿的促成因素、价值价格因素统计

选项	小计	比例
身体健康无需使用可穿戴设备	42	22.34%
可穿戴设备容易磕磕碰碰，造成损坏	44	23.4%
可穿戴设备产品价格过高，消费不起	41	21.81%
可穿戴设备损坏后修理会造成时间浪费	29	15.43%
可穿戴设备操作繁琐，不便于使用	18	9.57%
可穿戴设备的数据测量不准确或告知错误数据	21	11.17%
对心率等数据缺乏了解，不能准确反映自身健康状况	21	11.17%

5. 医药电商的接受意愿分析

愿意使用医药电商的受访者仅占 66.49%，较网上预约挂号明显下降，可见受访者对医药电商的信任度明显不如前三者。具体分析影响医药电商接受意愿的因素如下：

从医药电商绩效期望、努力期望方面分析：数据显示，"药品送货上门方便了您的生活"占比最高，为 51.06%，"通过医药电商可以购买到价格实惠的药品"占比 40.43%，"医药电商的形式方便货比三家"占比 35.11%，"医药电商中药品种类齐全"占比 27.66%，说明受访者较为认可医药电商药品价格低、种类全以及送货等服务，如表 5-8 所示。

表 5-8 影响医药电商使用意愿的绩效期望、努力期望统计

选项	小计	比例
药品送货上门方便了您的生活	96	51.06%
通过医药电商可以购买到价格实惠的药品	76	40.43%
医药电商的形式方便货比三家	66	35.11%
医药电商的形式方便批量购买	45	23.94%
医药电商中药品种类齐全	52	27.66%
通过医药电商能够了解相关医疗知识	41	21.81%

从医药电商使用意愿的促成因素、价值价格因素方面分析：结果显示，"购买的药品可能存在质量问题，损害身体"占比最高，为 37.77%，说明受访者对于医药电商提供的药品的安全性的信任度很低。"由于物流问题，药品无法及时送达"以及"购买的药品需要退换造成时间浪费"占比仅次于前者，分别为 26.06%、24.47%，可见受访者对医药电商的送货服务不满意。而"购买的

药品可能价格过高"仅占 10.11%，说明消费者对医药电商所提供的药品价格较满意，如表 5 - 9 所示。

表 5 - 9　影响医药电商使用意愿的促成因素、价值价格因素统计

选项	小计	比例
由于物流问题，药品无法及时送达	49	26.06%
购买的药品需要退换造成时间浪费	46	24.47%
购买的药品可能存在质量问题，损害身体	71	37.77%
购买的药品不能达到预期效果	36	19.15%
购买的药品可能价格过高	19	10.11%

三、结论

通过对调查问卷的结果进行分析，发现消费者对互联网医疗服务的不同模式，如网上预约挂号、在线医疗咨询、可穿戴设备以及医药电商的使用意愿及其影响因素各不相同。

网上预约挂号接受度最高，为 92.55%。其最大优点是节约时间、能够自主选择医生。在感知风险方面，由于网上预约挂号需要提交姓名、电话等个人信息，因此消费者感知的隐私风险较高。此外，由于平台功能不够完善导致消费者感知的功能风险也较高。

在线医疗咨询接受度仅次于网上预约挂号，为 83.51%。在线医疗咨询改变了就诊地点的固化，以其时间的便利性、地点的随意性以及选择医生的自主性赢得了大部分消费者的青睐。药品配送及时以及与医生在线沟通方便快捷促使被访者采用在线医疗咨询。但由于无法当面问诊，也无法进行专业检查，不同医生可能给出不同的诊断，降低了被访者的使用意愿。另外，医生身份无法判断，可

能存在诈骗集团，也是被访者的一大顾虑。

可穿戴设备以及医药电商的接受度相差不大，但较前两者明显下降，分别为 70.21%、66.49%。可穿戴设备能够实时监测身体健康状况，功能完备，节约去医院检查的时间，给消费者生活带来便利，消费者对其感知有用性较高。但是由于提供的数据过于专业化，一般消费者理解上有一定困难，操作不够简易，所以其感知易用性较低。由于可穿戴设备定价高，容易损坏，所以一般的消费者不会购买。可穿戴设备面临的市场现状是经济能力高的不需要，经济能力低的人支付不起。有需求的老年人不会使用，会使用的年轻人不需要。

医药电商的吸引力在于其提供的药品价格低、种类全且能够送货上门。另外，送货的及时性以及调换的耗时性对消费者的感知风险较高。在药品安全性及其效果方面消费者的信任度较低。对于药品这种效果大于价格的产品来说，安全性及疗效远比价格及便利更重要，因此医药电商在这点上并不占优势。

第二节　感知风险对互联网医疗服务不同模式选择的影响分析

一、感知风险理论与互联网医疗服务感知风险的构成

（一）感知风险的理论基础概念及发展

哈佛大学的 Bauer（1960）从心理学方面提出不确定性是消费

者购买决策中感知风险的最初来源。学者在此基础上拓展了一些理论模型：双因素模型、多维度模型、操作风险模型和综合感知风险模型等。

Cunningham（1967）提出不确定性和结果损失的乘积构成感知风险，感知风险的强度值可以通过顺序尺度的测量得出。其中，不确定性是指消费者对于某件事是否发生所产生的主观想法，而后果是指当事情真实发生后所产生的结果效应。Cox（1967）进一步提出感知风险发生在购买行为后，消费者由于最终结果不能达到心理预期所产生的想法。并在此基础上建立了感知风险的多维度模型。这些维度由消费者决策过程中的结果评价，购后的心理状态和感受多方面组成，综合构成多维度模型下的感知风险。Perry 和 Hamm（1969）采用区间尺度法，将感知风险的主要形式分为经济和社会两种风险。Roselius（1971）提出了四种可能让消费者产生损失心理感受的维度：心理风险、机会风险、价值风险和时间风险，这种分类方法促进了感知风险构建研究的深入。Jacoby 和 Kaplan（1972）拓展了 Roselius 的四个维度，提出了经典的五因素模型：包括功能风险（产品性能）、财务风险（产品价值）、心理风险、身体风险（人身健康）和社会风险（社交心理及社会形象）。

Spence（1970）发现，学历和收入与感知风险成反比影响。学历越高，感知到的风险就会越低，反之感知到的风险越高，收入亦是如此。Rao 和 Monroe（1989）认为，人们选购自己比较陌生的产品时，商品的价格和消费者的质量预期是有关联的，所以感知到的风险随之变大。Sweeney（1999）发现，人们选购的商品价格高，同时在选购后存在一些问题的话，那么他们的经济损失相对较多，因此，消费者对价格高的产品感知到的风险就会变高。Adnrew（2004）从品牌切入，提出口碑在很大程度上对消费者感知风险的大小会产生影响。

不同的研究学者对于感知风险构面有不同的看法，本书通过对相关文献的回顾和借鉴，得出影响感知风险的因素主要有消费者自身的背景特征（教育、家庭、学历、职业、收入、病史）、性格，互联网医疗服务本身属性包括医治效果（功能）、医疗费用（经济）、医疗服务提供方的行为、医疗口碑资源因素。

（二）互联网感知风险的维度与构建

依据以前的学者的结论可知，组成感知风险的维度是多元化的。结合对医疗服务行业的了解，互联网医疗服务用户的调查以及学者的理论，将互联网医疗服务的感知风险整理为六类。

（1）功能风险：用户在利用互联网进行医疗服务时会因双方信息的不对称性产生不信赖感，更有甚者觉得在线医疗服务不仅达不到自己的需求还有可能损害自己的生命安全，尤其是在医疗平台提供的医者个人信息不完全的情况下。功能风险以问卷中医疗服务方式的功能为指标来研究。

（2）财务（经济）风险：互联网医疗用户选择线上服务的原因之一可能就是出于经济实惠性考虑，他们有的通过远程视频医疗省去远途交通费；有的直接进行一次消费利用智能硬件进行身体健康管理。经济风险以问卷中的互联网医疗服务的价格、优惠等为指标来研究。

（3）时间风险：线下实体医院医疗服务的时间成本过高一直饱受消费者诟病，线上预约、挂号、问诊等服务的出现极大地缩短了就医的时间成本。时间风险以问卷中互联网医疗服务过程耗费的时间为指标来研究。

（4）隐私风险：随着人民综合素质提高、消费隐私观念加强，互联网医疗用户在进行线上健康咨询、个人信息填写的时候，难免会产生个人信息泄露的担忧。本书中的隐私风险以问卷中用户对医疗服务平台信息保护的信任程度作为指标。

（5）社会风险：因为互联网医疗在我国还未发展完全，线上医疗还不是主流。所以一些互联网医疗用户害怕自己的线上医疗服务经历会让周围人产生不能理解的排斥感，从而不能获得身边同事、亲朋好友的理解认同，影响心情。社会风险以问卷中的用户身边人（亲朋好友）对互联网医疗服务的方式是否认同、接受为指标研究。

（6）服务风险：如今的消费者越来越重视服务售后。对于互联网医疗来说，消费者在进行医疗服务时考虑最多的是能不能有效（最好是一次性）解决自己的健康问题。以及服务提供者服务时的态度、效率，解决问题的方法和自己的接受程度是否符合，治疗效果对自身健康的持续性影响。

二、感知风险对互联网医疗服务方式选择影响的分析

（一）数据来源及量表设计

问卷除了受访者的基本情况以外，另外部分测量变量都运用5级量表法。五种程度依次为"完全不同意""不同意""一般""同

意""完全同意",并将它们由低到高分别授予"1～5"五个权重分值,然后形成了感知风险量表。调研通过问卷星、微信与 QQ 邀请等网络的途径随机发放。问卷发放总量有 200 份,回收 187 份,回收率为 93.50%。对问卷进行筛选后得到的有效问卷数为 172 份,问卷的有效率为 91.98%。

问卷调查的最终数据信息通过数据分析软件即 SPSS 来统计分析,具体统计方法为:描述性统计(通过频数、频率、累计频率的方式),了解被调查者的个人信息,通过对被调查者的个人基本信息与被调查者存在的互联网医疗服务感知风险的调研,进而确定被调查者的总体概况;相关性分析(Pearson 数据相关标准、单双侧显著性分析)用以研究个人背景的相关因素对互联网医疗服务感知风险的作用以及消费个体感知风险对互联网医疗服务方式的选择是否存在相关性影响。

(二)样本基本信息分析

从调查结果来看,男性与女性的比数差距较大,女性占比大于男性,为 66.28%,男女比例将近 3∶7。问卷填写人以 18～24 岁的年龄层最为集中。教育背景以本科为主,占比为 83.33%。填写者月收入以 2000 元以下的为主,占比为 44.44%。在日均上网时长方面,数据结果集中分布于 2～4 小时和 5～7 小时,表明消费者在日常生活中对于互联网的依赖性之高。在家族病史方面,此项调查结果显示调查群体家族中患慢性病与非慢性病的比例约为 7∶3。如表 5－10 所示。

表 5 - 10　样本基本信息分析

问题	选项	频数	频率（%）	累计频率（%）
性别	男性	58	33.72	33.72
	女性	114	66.28	100.00
年龄	18～24 岁	124	72.22	74.42
	25～30 岁	19	11.11	85.47
	31 岁以上	29	16.67	100.00
教育背景	初中及以下	0	0	0
	高中	0	0	0
	大专	10	5.56	5.56
	大学本科	143	83.33	89.95
	硕士及以上	19	11.11	100.00
家庭月收入	2000 元以下	76	44.44	39.53
	2001～3500 元	39	22.22	70.93
	3501～5000 元	19	11.11	91.86
	5001～6500 元	9	5.56	95.35
	6501 元以上	29	16.67	100.00
平均每天上网时间	1 小时以下	9	5.56	5.56
	2～4 小时	96	55.56	61.04
	5～7 小时	58	33.33	94.76
	8 小时以上	9	5.56	100.00
家族病史	高血压	76	44.44	44.19
	高血糖	19	11.11	68.60
	高血脂	29	16.67	87.79
	糖尿病	9	5.56	106.98
	其他	29	16.67	133.14
	无	57	33.33	159.30
互联网医疗服务接受度	非常愿意	28	16.67	16.28
	愿意	67	38.89	52.33
	不能确定	76	44.44	91.28
	不愿意	0	0	100.00
	极不愿意	0	0	100.00

续表

问题	选项	频数	频率（%）	累计频率（%）
互联网医疗 模式接受度	视频问诊	47	27.78	44.19
	基于 App 的图文或电话问诊	47	27.78	77.33
	网上体检	57	33.33	98.84
	网上购买医药	57	33.33	134.88
	网上自诊自查	29	16.67	156.40
	预约挂号	153	88.89	231.98
	智能硬件身体数据收集	114	66.67	279.07

调查结果显示：互联网医疗接受度大体集中在"愿意"和"不能确定"的区间，但是明确的反对拒绝选项人数为 0。说明在南京地区的年轻消费群体之中，互联网医疗接受度较高但还是伴随着怀疑和不确定的消费风险心理。这对于本次问卷调查的现实性、社会性提供了依据。

在现有的互联网医疗服务模式之中，接受度最高的为网上预约挂号，占比高达 88.89%，其他依次为智能硬件身体数据收集 66.67%、网购医药 33.33%、网上健康管理 33.33%、电话视频问诊和 App 问诊 27.78%、网上自诊自查 16.67%。这反映出线下医疗服务的局限性：线下医疗挂号等待的时间太长，医药价格过高导致看病治疗时间成本、经济成本高，给线上医疗服务发展带来了契机，高效方便的互联网医疗服务发展是必然的时代发展方向。

（三）感知风险的内部相关性

构成互联网医疗服务感知风险的因素有很多，大部分体现在功能、财务、时间、隐私、社会、服务方面。由于医疗服务的特殊性，使功能、服务风险与隐私风险之间呈现出显著的相关性。互联网医疗服务的性能达不到要求，不能治愈消费者，甚至有安全隐患的话，消费者对功能风险的感知就会增加。患一般疾病的消费者和患有特殊疾病的消费者存在不同的隐私风险感知程度，因为特殊疾病的私密性，患有特殊疾病的消费者在进行互联网医疗服务时的感知风险更高一些，疾病的特殊性与感知风险两者呈正相关的关系。

医疗模式的不同类型对于接受度也有显著影响。以网站在线问诊和预约挂号服务模式最受欢迎，对此可以得出互联网医疗服务本质是对实体医院医疗服务的优化延伸，利用互联网的信息及时传递性，有效地弥补了线下医疗服务在时间、空间上的限制，有效解决了因地区医疗资源分布不均衡带来的弊端。然而，互联网也因为自身的信息监管没有形成规范化，导致相当一部分消费者会产生因个人病史、资讯记录等隐私信息泄露，影响到社会生活而产生担忧与排斥心理，如表 5 - 11 所示。

表 5 - 11 互联网医疗感知风险内部相关分析

		我愿意向在线医疗网站提供我的医疗健康信息来得到恰当的治疗	在网上提交的医疗健康信息可能会被滥用	医疗网站会泄露我的个人信息侵犯我的隐私	在线医疗会使别人对我的疾病进行议论	在线医疗治疗结果会影响我的社会形象	网络医疗有着完善的服务和安全保障	网上医疗人员服务态度更好
网上看病能够治愈身体疾病	Pearson 相关性	1.000 **	0.375	0.380	1.000 **	1.000 **	0.452 **	1.000 **
	显著性（双侧）	0.000	0.103	0.074	0.000	0.000	0.003	0.000
	N	33	20	23	40	45	42	56

续表

		我愿意向在线医疗网站提供我的医疗健康信息来得到恰当的治疗	在网上提交的医疗健康信息可能会被滥用	医疗网站会泄露我的个人信息侵犯我的隐私	在线医疗会使别人对我的疾病进行议论	在线医疗治疗结果会影响我的社会形象	网络医疗有着完善的服务和安全保障	网上医疗人员服务态度更好
网上的医疗信息会危及我的人身安全	Pearson 相关性	0.989 **	0.555 **	0.544 **	0.990 **	1.000 **	0.831 **	0.986 **
	显著性（双侧）	0.000	0.001	0.001	0.000	0.000	0.000	0.000
	N	43	35	36	48	52	61	40
网上药品能发挥疗效达到我的治病预期效果	Pearson 相关性	0.471 **	1.000 **	1.000 **	0.471 **	0.058	0.985 **	0.401 **
	显著性（双侧）	0.005	0.000	0.000	0.005	0.727	0.000	0.005
	N	34	25	28	34	39	37	47
网上看病能对症下药节省开支	Pearson 相关性	1.000 **	0.549 **	0.550 **	1.000 **	1.000 **	0.658 **	1.000 **
	显著性（双侧）	0.000	0.002	0.001	0.000	0.000	0.000	0.000
	N	42	29	32	57	59	56	60
在线医疗不能准确判定病因造成额外开支	Pearson 相关性	1.000 **	0.592 **	0.582 **	1.000 **	1.000 **	0.590 **	1.000 **
	显著性（双侧）	0.000	0.000	0.000	0.000	0.000	0.000	0.000
	N	46	35	36	49	43	44	41
网上支付医疗费用让我感到不放心	Pearson 相关性	0.998 **	0.995 **	0.995 **	1.000 **	0.993 **	0.982 **	0.975 **
	显著性（双侧）	0.000	0.000	0.000	0.000	0.000	0.000	0.000
	N	42	32	35	62	67	72	50

续表

		我愿意向在线医疗网站提供我的医疗健康信息来得到恰当的治疗	在网上提交的医疗健康信息可能会被滥用	医疗网站会泄露我的个人信息侵犯我的隐私	在线医疗会使别人对我的疾病进行议论	在线医疗治疗结果会影响我的社会形象	网络医疗有着完善的服务和安全保障	网上医疗人员服务态度更好
在线医疗能节省挂号排队时间，提供及时的信息反馈	Pearson相关性	0.999**	1.000**	1.000**	0.996**	0.987**	0.993**	0.959**
	显著性（双侧）	0.000	0.000	0.000	0.000	0.000	0.000	0.000
	N	31	39	37	23	14	16	12
在线医疗药品配送速度使我感到担忧	Pearson相关性	0.998**	1.000**	1.000**	0.996**	0.981**	0.983**	0.959**
	显著性（双侧）	0.000	0.000	0.000	0.000	0.000	0.000	0.000
	N	35	33	33	53	55	61	38
在线医疗能解决地理条件制约节省交通时间	Pearson相关性	0.999**	1.000**	1.000**	0.996**	0.976**	0.976**	0.958**
	显著性（双侧）	0.000	0.000	0.000	0.000	0.000	0.000	0.000
	N	42	41	39	33	35	37	22

注：**表示在0.01水平（双侧）上显著相关；*表示在0.05水平（双侧）上显著相关。

上表数据显示，功能风险中的"网上看病能够治愈身体疾病"与隐私风险中的"我愿意向在线医疗网站提供我的医疗健康信息来得到恰当的治疗"、社会风险、服务风险中的"网上医疗人员服务态度更好"呈相关系数达1的显著正相关关系，取得相同数据结果的还有：

"网上的医疗信息会危及我的人身安全"与"在线医疗治疗结

果会影响我的社会形象";"网上药品能发挥疗效达到我的治病预期效果"与"在网上提交的医疗健康信息可能会被滥用""医疗网站会泄露我的个人信息侵犯我的隐私";"网上看病能对症下药节省开支"与"我愿意向在线医疗网站提供我的医疗健康信息来得到恰当的治疗"、社会风险、"网上医疗人员服务态度更好"等。

总之,功能风险、财务风险与其他各项风险的相关系数最高。说明在互联网医疗服务行业,要做好的是:保证医疗基本功能达到消费者预期,甚至超出预期效果,杜绝虚假医疗信息给消费者带来的安全风险;保持并加快实现医疗费用更加合理化,使广大消费阶层都能消费得起优质医疗服务。

(四)感知风险对互联网医疗服务方式影响分析

从互联网医疗模式的功能性描述方面:认为网络医疗信息危及人身安全的调查者有 73 人,具体认同度均值为 2.4932;认为线上问诊治愈身体疾病的有 63 人,平均认同度均值为 2.7344;认为网上药店的药品能发挥疗效的有 57 人,平均认同度均值为 3.1579。此结果表明,网络医药平台的药品功能在被调查者中的平均认同度较高,线上问诊其次,平均认同度最低的是网络医疗信息的功能。多数人不认同网络医疗信息的可靠性,甚至质疑其对身体安全构成威胁。联系近年多起轰动的互联网虚假医疗信息贻误患者病情最终致人死亡的新闻,消费者对网络医疗信息能够起到医治疾病的这一功能的不信任度如此之高也是情有可原的。政府有关部门对网络信息的监管特别是关乎人身健康的医疗类信息亟须加强。线上问诊治愈疾病功能的认同人数多但是认同程度不高,反映线上问诊的体验服务还有很大的上升空间。

在互联网医疗服务的经济风险方面，认为网络医疗不能准确判断病因会造成额外开支的有 59 人，题项平均认同度达 3.1186，高于其他两项的结果反映消费者对于网络医疗能否如线下实体医院面对面治疗效果一样还是抱有怀疑。网上支付医疗费用不放心认同有 81 人，平均认同度为 2.8765，此项认同人数最多反映了医疗服务网络支付安全问题，相比较消费者信赖认可的第三方网络安全支付系统，一般性的网络医疗平台采用自己的支付系统流程反而会加深此项感知风险带来的负面影响。

在互联网医疗服务的时间风险方面，认同网络医疗节省挂号排队时间的有 47 人，题项平均认同度达 6.6809，高于其他两项认同程度的结果反映消费者对于线下实体医院的医疗挂号排队过程时间效率之慢有很深的认同。这是网络医疗的最大优势，需好好利用的地方。认为网上医疗能解决地理条件制约节省交通时间的有 59 人，平均认同度为 4.9831，基本处于"非常同意"的阶段。这也符合现阶段我国医疗资源地理分布不平衡的现实情况，证实了网络医疗出现的社会意义。网上药品配送速度慢题项认同的有 75 人，平均认同度为 3.2933，认同程度不高，说明配送速度对于被调查者来说不足以构成时间感知风险因素。

在互联网医疗服务的隐私风险方面，认同向在线医疗网站提供医疗健康信息能得到恰当治疗的有 57 人，题项平均认同度达 4.8772；认同医疗信息会遭到滥用的有 51 人，题项平均认同度为 5.6078；认同个人信息会被泄露的有 52 人，题项认同度为 5.3269。

结果反映消费者对于向可靠的医疗网站提供身体健康信息不反感，但是对于不可靠甚至涉嫌违法牟利的医疗网站就表现出了更高的隐私风险值。对于这一行业乱象，需要出台行业规范标准加以遏制。

在社会风险方面，因为在线医疗还不是主流的医疗形式，所以在社会接受度方面对于有一定保守性的消费者来说存在社会风险。对此选取两个题项进行具体分析，认同在线医疗会使别人对我的疾病进行议论的有 68 人，认同度均值在 3.5882；认同网络医疗结果会影响社会形象的有 76 人，认同度均值在 2.7895。认同程度都处于较低水平，考虑到样本特殊性，且认为在年轻消费群体中，在线医疗对社会形象基本没有明显影响，社会风险对互联网医疗影响较低。

在服务风险方面，选取了网络医疗有完善的服务和完全保障题项和服务人员态度两个标准。结果表明，两个题项的认同度都不高，选择拥有完善服务机制的人多于网络服务人员态度，而后者的认同度比前者高。

三、结论

由以上的分析可知，感知风险对消费者选择互联网医疗服务方式的影响在不同的医疗服务模式上有不同的表现。

在功能风险方面，互联网医疗服务效能实现很重要，无效的医疗服务甚至存在安全隐患，这是进行医疗服务的消费者最担心的方面，对服务接受度的影响最高。

因为互联网医疗服务的特性，功能性感知风险作为基本服务属性在医疗服务的整个阶段都发挥着重要影响，基本上是影响医疗服务的满意度的决定性因素。经济风险、时间风险是第二梯队的影响因素，在第一梯队的功能风险感知值相同时，消费者会从经济和时间效益的维度进行分析选择，往往选择具有更高经济和时间效益的医疗服务模式。在数据结果中表现为：在线问诊和预约挂号最得人心，而具有较高费用和较低功能价值的智能身体数据监测设备热度不高。社会风险、隐私风险和服务风险是伴随着功能风险存在的，在医疗服务依托于互联网技术的前提下，医疗服务体验直接决定他们对于医疗服务模式的评价。

第六章

重构互联网医疗服务体系的设想与对策建议

第一节 构建由多元主体形成的互联网 医疗服务应用体系

一、构建以政府为主导的互联网医疗救助体系

政府为主导的远程医疗救助体系是以实现提供医疗服务公平可及性及应对突发的公共卫生事件为核心建立的体系。互联网医疗服务首先要强调其公益性，它是结合信息化技术，以谋求社会效应为目的，服务于社会的。我国优质的医疗资源和专家集中于大城市，偏远和交通不便地区的医疗资源匮乏，缺乏最基本的医疗健康服务，互联网医疗可以帮助消除地理障碍，借助信息技术和先进医疗设备提供更好和更高质量的医疗服务，从而降低医疗服务的门槛，惠及更多普通百姓。

在这种体系中政府不仅是互联网医疗服务系统建设的投资者，同时也是整个远程救助体系运作的组织者。政府通过与大型医疗机构合作的方式获得医疗资源，面向特定区域和特定人群提供无偿的远程医疗服务。国家构建一个权威的远程网络中心或智慧医疗平台，用以统一协调各地域各专业的诊疗关系，协调解决特殊急救与罕见病案咨询和需求，并可在一个或几个边远地区内集中资金建设一个远程医疗中心或智慧医疗平台。

从目前的实践来看，我国接受远程医疗服务的主要地区为农村

地区和边远地区，政府通过政策推动三级医院和广大基层医疗机构参与远程医疗服务。该体系侧重于应用新科技克服以往由于距离原因未能实现的传统医疗服务，尤其在边远农村，人烟稀少地区面临就诊困难，无法得到应有的医疗服务，而通过通信手段辅助达到相应目的。以交通不便、医疗服务缺乏的边远山村或是贫困地区的人群为服务对象，进行医疗教育和诊断、临床治疗指导，开展远程精神疾病、远程皮肤病诊断、远程病理分析和远程医疗咨询、教育等服务。因此，该体系注重实现医疗服务的公益性，体现政府在我国远程医疗服务体系中的作用与定位。

二、形成以医院为主导的互联网医疗诊断与护理体系

医院为主导的互联网医疗诊断与护理体系是我国未来远程医疗服务体系最为核心的组成部分。该体系以医院为核心，面向社区、家庭与个人，通过移动通信、互联网组成一个有机整体，保证人们无论在医院内、外均能得到及时、有效、专业的医疗诊断治疗和护理。服务对象以急需、急救的远距离重症患者、慢性病患者等为主，如对时间敏感的疾病如心梗等，实现急救中心或专科医院专家的远程咨询或远程诊断；对一些复杂、慢性疾病的长期家庭监护，如癌症患者，需要施行特定的治疗方案，并由一个专业护理小组实行一对一或一对多的管理与监护。

目前国内规模比较大、运行比较好的三个远程医学网络：第一个由解放军总医院牵头，现已有250余个工作站点；第二个由上海中山医院牵头，已与全国各省市100多家医院建成远程会诊和远程

教育系统；第三个由西安交通大学牵头，已建成辐射新疆、青海、甘肃、宁夏四省份的省级工作站。

各地区构建一个由地区远程医疗中心或智慧医疗平台、大型医疗机构及社区医疗机构三个层级的远程医疗诊断与护理体系。其中，依托地区中心医院构建的远程医疗中心或智慧医疗平台负责远程医疗会诊的管理及数据交换，并协调多个提供远程医疗会诊服务的医院与多个接受远程医疗会诊服务的医疗机构。

在未来的发展中，互联网医疗系统的建设应由政府主导向医疗机构主导转变，并积极引入社会力量参与到互联网医疗系统的建设之中，以扩大互联网医疗的投入来源。互联网医疗服务是集成医疗服务、信息服务的知识密集型服务领域，应组建由专业信息技术人员、医疗技术人员和综合管理人员所构成的运营团队，以整合基本医疗服务和信息服务，在依托网络开展常规医疗服务的同时，逐步拓展新型互联网医疗服务项目，扩大互联网医疗的服务范围和深度，如图6-1所示。

三、推进建设以第三方机构为主导的互联网健康咨询服务体系

第三方机构为主导的互联网健康咨询服务体系面对的用户是希望通过获取更多医疗服务信息，更好地改善自身健康状况、获得良好身心生活状态的一般人群。第三方机构通过自我配备或与大型医疗机构合作的方式获得医疗资源，面向一定区域和人群提供互联网医疗服务。这种服务体系以多点执业集聚各地医生资源，医生在互联网企业医疗平台进行注册，利用最新的信息和通信技术，尤其是

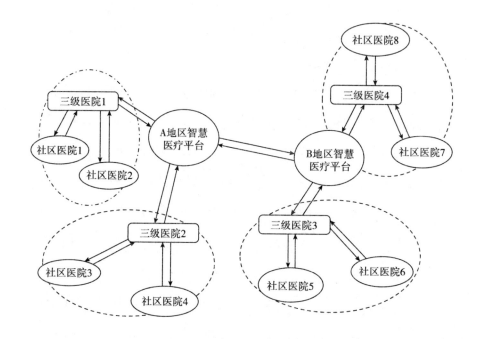

图 6-1　医院为主导的互联网医疗诊断与护理体系

因特网，来改善或确保卫生服务；为不同地域患者提供轻问诊、诊疗、检查复诊、手术预约、药品配送等服务，通过提供更好的信息做出健康方案和进行自我护理。

在不少国家和地区现在出现了各种营利或非营利性质的医疗信息网站，面向广大群众实施网上医疗教育和健康咨询服务。当前，医疗机构主要以治病为主业，对于疾病防治、日常保健很少涉及。实际上，随着社会经济水平的发展，普通民众越来越关心日常医疗保健，因此，医护工作者不仅要为病人提供诊断、治疗、后期康复服务，还要为普通民众提供健康服务。而后者正是互联网医疗的强项，开展起来也较为容易。

第三方机构通过互联网或移动互联技术设备，利用专家库整合医疗资源，为寻求健康的一般群体提供健康咨询服务，促进相关市场与产业链发展。

综上所述，互联网医疗运行主体需要整合不同医疗机构的高水平医疗资源；需要与互联网医疗设备供应商、网络运营商、软件供应商之间建立长期战略合作关系，以确保系统的稳定运行；需要明确界定基层医疗机构的权利和责任，满足多方利益诉求，最终实现各方共赢。

第二节　完善互联网医疗服务支撑体系的对策建议

一、政府层面

从国内外互联网医疗服务开展的实践可以看出，政府在互联网医疗服务发展过程中的作用至关重要。与一般消费品不同，互联网医疗服务具有公共品或准公共品性质，特别是涉及医疗核心业务的远程医疗服务具有公益性，坚持社会效益和经济效益双重并举，必须发挥政府主导作用。许多互联网医疗服务相关问题不是某一层级或是某一类别主体可以解决的，例如，临床数据安全（授权、认证、保密）涉及数据加密等技术问题、访问权等通信问题、责任和所有权等协作问题以及法律和道德等政策问题。如电子病人记录的开发需要数据交换的技术标准，临床信息的术语标准，协作模型，使几个学科能够进行共享以及确定最低内容和安全实施的政策决定。所有这些都需要政府加强顶层设计。

以互联网医疗活动立法推动互联网医疗的有序开展。我国应加快启动远程医疗的立法工作，在制定法律的同时，应注重技术标准和技术规范的制定，包括远程医疗操作的流程、各种文书格式、图片及视频传输标准等，从而保证医疗机构的远程医疗活动的医疗质量。互联网医疗的立法应该包括行为的认定、准入标准、各方的权利义务划分、互联网医疗的事后处理流程和监管机制。

卫生行政主管部门及其他相关部门，应联合对互联网医疗出台相应的管理办法，明确其行为属性、人员属性、明确权责、规范管理、落实监管等，以便促进各种资本注入互联网与医疗大数据领域。应加快制定互联网医疗服务标准与规范，吸收国外相关经验及做法，结合中国国民卫生健康状况，制定实用性强的统一标准规范。

优化互联网医疗产业发展环境。一是加强卫生健康、工信、工商、公安等部门的协作，营造规范有序的市场环境，促进医疗健康服务与互联网的有效对接；二是推进优势企业强强联合，加大新产品研发力度，培育壮大互联网医疗品牌；三是密切关注行业发展动向，切实将国家支持互联网医疗发展的政策落到实处。

二、技术层面

互联网医疗自诞生之初，就与通信及信息技术紧密结合，在其发展过程中，信息技术的进步极大地促进了互联网医疗的进步，特别是移动医疗及电子病历的出现与发展，极大地提高了互联网医疗的效率。直到目前，互联网医疗仍是发展十分迅速的高新技术应用领域，各种穿戴信息设备为移动医疗监测个人健康信息并进行传输分析，预判个人健康可能出现的问题并及时解决，提高针对疾病的预防和控制。

提升服务平台医疗数据收集与存储的能力，实现数据的统一管理。各地的互联网医疗服务系统将产生海量的医学信息和数据，其中，主要涵盖业务数据、监管数据、系统运行数据及服务运营数据等。互联网医疗服务平台需要在技术层面提升医学数据库进行自动收集处理数据的能力，使其更好地为互联网医疗和社区医疗提供全面的、准确的诊断决策和保健措施。对所有数据进行统一规范，构建标准的医疗资源数据库和专用集成数据中间件，实现数据的统一管理。

从技术角度保障数据传输的质量与安全性。由于互联网医疗服务系统的数据涵盖基础数据、患者病历资料数据、诊断影像数据、音频视频数据等多种数据，具有信息量大、范围广、隐私性高等特点。必须从保护患者隐私、保护会诊机构内部信息、业务数据库的安全防护等方面，对互联网医疗服务系统的安全需求进行深入分析，在平台系统开发时考虑加入数字认证技术。同时完善系统的成员身份验证、权限控制，数据加密及解密方面的安全管理技术手段。

三、协作与沟通层面

互联网医疗服务的特点之一就是多主体性，涉及行政监管人员、系统运行维护管理人员、服务运营人员、专家/医务人员（邀请方和受邀方）、患者等，如远程会诊是申请方向专家端申请远程会诊，受邀方接受申请，开展远程会诊并出具诊断意见及报告的过程。由不同地点的医疗保健提供者团队提供，他们需要分享信息。过去存在于医生和病人之间的一对一关系正在被一对多的关系所取代。

通过构建医联体、区域智慧医疗服务平台等方式，建立起主体之间良好的协作与沟通机制。互联网医疗服务可以在医联体、医共体、医疗联盟等组织形式上，形成以患者为中心，基本医疗服务与个性化精准医疗服务的纵向融合。

建立互联网医疗服务监管协调机制。对互联网医疗而言，一方面，当地医疗监督部门需要加强对其所辖的医疗机构的监管；另一方面，两地医疗监管部门之间需要加强协调合作，可以通过明确责任权利的划分等手段，建立起协调机制，保证对互联网医疗服务进行有效监管。此外，也可以按照技术指南中提到的建立独立的远程医疗服务国家监管中心来实现对全国远程医疗资源的合理调配和统一监管。

互联网医疗服务是多目标系统，不但要方便获取医疗服务，还要激发医疗、医药、医保各方活力，通过在线能力广泛连接相关医疗卫生资源。

四、互联网医疗服务提供者层面

互联网使医院的服务边界走向模糊化，医生的单位属性被淡化，"院长—职能管理—医疗服务"的传统管理方式将被重新设计，核心管理层和合作服务将以"互联网＋平台"为基础，形成新的组织关系，与传统医院一起成为未来医疗服务组织的重要组成部分。对医院而言，可以从两方面入手：一方面是在云端，在互联网上为患者提供服务，让其在院外享受更方便的服务；另一方面是鼓励医护人员参与到互联网医疗服务当中，合理分配和应用线上线下医疗服务。

加快实现医生自由执业，使医生不必再依靠公立医疗机构身份获取资格，引导优秀医生分流到社区、民营医疗机构乃至线上机构，利用包括互联网医疗在内的新型医疗服务组织的竞争和分流能力，形成充分竞争、分工诊疗的医疗服务供给格局。

对于互联网医疗企业来说，资源不均衡、信息不对称是催生互联网医疗商机的核心。企业应该重点把握数据的应用，更多地将互联网公司的技术能力与相应领域的专业经验相结合。准确把握移动互联网切入点。互联网的特征为海量、高频、低 ARPU 值（每用户平均收入）、低成本、可标准化复制。而医疗的特征为相对低频、个性化、属地化、支付方与决策者不对等、易受政策影响。所以，医疗的特征决定了其将是一种用户数相对少、ARPU 值相对高的生意。对于初创企业来说，可通过三个方面切入移动互联网医疗：一是通过提供便捷的导诊分诊降低沟通成本，提高各级医院医生的效率；二是构建透明的生态系统，降低体系内的信息不对称；三是在慢病领域提高用户黏性与数据的连续性。

针对用户关注度不够的互联网医疗企业，可采用多种推广方式进行网站宣传：一是 SEO 推广；二是利用各种方式发邮件或者信息给目标用户群体；三是两个或多个网站之间采用一些栏目互相推荐彼此网站的合作方式；四是利用专家营销，如请专家来坐诊或在医院网站里给专家增添博客等；五是利用百度知道、SOSO 问答、地方性人气旺的论坛等方式来进行品牌宣传，或在新闻网站上发软文广告，还应该经常举办线下活动，以此来弥补线上不足，如逢年过节推出一些优惠活动、大型义诊、发传单或者专家做客讲课等活动，并邀请媒体进行相关报道。

推进必要的互联网医疗企业战略业务协同。对核心的患者轻诊断、网络购买、线下终端医药服务等环节进行深度掌控，可以并购优质的医药网络轻诊断机构、优质线下医疗服务终端、网络云诊断平台等产业资源，可以推进医药产业链多主体的战略合作、联盟推广，以推进互联网医疗服务提供商的深度战略协同。

五、互联网医疗服务的接受者层面

医疗市场的需求具有独特性，因其涉及个人健康，这使它的消费与一般的消费不同，其中改变用户现有就医和消费习惯尤为重要。尽管国家近年来一直在倡导使用互联网医疗，但是民众对其接受程度低。因此应提高互联网医疗相关信息的普及力度，整合报纸、电视等传统媒体及互联网新媒体等渠道来宣传互联网医疗，增加民众对互联网医疗的接受度，提高互联网医疗在实际医疗活动中的应用程度，加快该医疗服务模式在中国的发展。

通过补贴和传统方式不能给予的良好个人体验，逐渐把用户吸引到智慧医疗的平台上。互联网医疗服务要建立完善的售后流程，并且程序不能太繁琐，必要简单即可。对于网络医疗咨询患者进行病情追踪，并且要及时进行跟进，服务公开化和透明化，提高服务水平。另外，要积极开展关系营销，要与有名的医院、医疗检查机构建立良好的关系，在打造专业有信誉的形象同时，还能够及时快速解决突发问题。站在消费者的角度，在做出医疗诊断之前，要仔细认真地了解患者的具体情况，对患者人身健康负责。

参考文献

[1] Andrew Eckford, John Stanton, Guiherme Pires. Influences on the Perceived Risk of Purchasing Online [J]. Journal of Consumer Behavior, 2004, 4 (2).

[2] Anderson, P. Complex Theory and Organization Science [J]. Organization Science, 1999, 10 (3).

[3] Alpay, L., Heathfield, H. A Review of Telematics in Healthcare: Evolution, Challenges and Caveats [J]. Health Informatics Journal, 1997 (3).

[4] Bauer R A. Consumer Behavior as Risk Taking: Dynamic Marketing for a Changing World [C] // Proceedings of the 43rd Conference of the American Marketing Chicago: American Marketing Association, 1960.

[5] Benschoter, R. A., Eaton, M. T., Smith, P. Use of Videotape to Provide Individual Instruction in Techniques of Psychotherapy [J]. Academic Medicine, 1965, 40 (12).

[6] Boustani, M., Schubert, C., Sennour, Y. The Challenge of Supporting Care for Dementia in Primary Care [J]. Clin Interv Aging, 2017, 2 (4).

[7] Briggs, J. S., Curry, R. G. Telemedicine and Telecare. In: Bryant J (ed). Current Perspectives in Health Informatics [J]. British Computer Society, 2000 (2).

［8］Brown, C. A. The Application of Complex Adaptive Systems Theory to Clinical Practice in Rehabilitation ［J］. Disabil Rehabil, 2006, 28 (9).

［9］Carter, B. Technology Adoption in Health Care: International Barriers and Opportunities to Telemedicine ［J］. Journal of Child Health Care, 2014, 18 (4).

［10］Castro, J. P. A Model of Telemedicine for Healthcare Services in Spain ［J］. Health Informatics Journal, 2000 (6).

［11］Chaffee, M. W. , McNeill, M. M. A Model of Nursing as a Complex Adaptive System ［J］. Nurs Outlook, 2007, 55 (5).

［12］Craig, J. , Patterson, V. Introduction to the Practice of Telemedicine ［J］. Journal of Telemedicine and Telecare, 2005, 11 (1).

［13］Cramp, D. G. , Carson. E. R. A Model – based Framework for Assessing the Value of ICT – driven Healthcare Delivery ［J］. Health Informatics Journal, 2001 (7).

［14］Cunningham S. M. The Major Dimensions of Perceived Risk. In: Cox D. F. ed. Risk Taking and Information Handling in Consumer Behavior ［M］. Harvard: Harvard University Press, 1967.

［15］Currell, R. Telemedicine Versus Face to Face Patient Care: Effects on Professional Practice and Health Care Outcomes ［J］. Cochrane Database of Systematic Reviews, 2000 (2).

［16］Dwyer, T. F. Telepsychiatry: Psychiatric Consultation by Interactive Television ［J］. American Journal of Psychiatry, 1973

（130）．

[17] Einthoven, W. Le Télécardiogramme [The telecardiogram] [J]. Archives Internationales de Physiologie, 1996 (4).

[18] Fitch, C. J. System Issues for Telemedicine Systems [J]. Health Informatics Journal, 2001 (7).

[19] Hammond, R. A. Complex Systems Modeling for Obesity Research [J]. Prev Chronic Dis, 2009, 6 (3).

[20] Heinzelmann, P. J., Lugn, N. E., Kvedar, J. C. Telemedicine in the Future [J]. Journal of Telemedicine and Telecare, 2005, 11 (8).

[21] Jayasinghe, S. Complexity Science to Conceptualize Health and Disease: Is It Relevant to Clinical Medicine? [J]. Mayo Clin Proc, 2012, 87 (4).

[22] Johnston, B. Outcomes of the Kaiser Permanente Tele – home Health Research Project [J]. Archives of Family Medicine, 2000, 9 (1).

[23] Kernick, D. The Demise of Linearity in Managing Health Services: A Call for Post Normal Health Care [J]. J Health Serv ResPolicy, 2002 (2).

[24] Limayem M, Hirt S G, Cheung C M K. How Habit Limits the Predictive Power of Intentions: The Case of IS Continuance [J]. MIS Quaterly, 2007, 31 (4).

[25] Martin, C., Kasperski, J. Developing Interdisciplinary Ma-

ternity Services Policy in Canada. Evaluation of A Consensus Workshop [J]. J Eval Clin Pract, 2010, 16 (1).

[26] Martinez – Lavin, M. , Vargas, A. Complex Adaptive Systems Allostasis in Fibromyalgia [J]. Rheum Dis Clin North Am, 2009, 35 (2).

[27] Norris, A. C. The Strategic Support of Telemedicine and Telecare [J]. Health Informatics Journal, 2001 (2).

[28] Nancy, V. , Wu, nderlich. High Tech and High Touch: A Framework for Understanding User Attitudes and Behaviors Related to Smart Interactive Services [J]. Journal of Service Research, 2012, 16 (1).

[29] Rao, A. R. , K. B. Monroe. The Moderating Effect of Prior Knowledge on Cue Utilization in Product Evaluations [J]. Journal of Consumer Research, 1988, 15 (2).

[30] Perry, M. , Hamm, B. Canonical Analysis of Relations between Socioeconomic Risk and Personal Influence in Purchase Decisions [J]. Journal of marketing research, 1969, 6 (2).

[31] Shorbaji, N. A. E – health in the Eastern Mediterranean Region: A Decade of Challenges and Achievements [J]. East Mediterranean Health Journal, 2008 (14).

[32] Spence, H. E. , Engel, J. F. , Blackwell, R. D. Perceived Risk in Mail – order and Retail Store Buying [J]. Journal of marketing research, 1970, 7 (3).

[33] Stone, Robert N, Gronhaug, Kjell. Perceived Risk: Further Considerations for the Marketing Discipline [J] . European Journal of Marketing, 1993, 27 (3) .

[34] Sweeney, J. C. The Role of Perceived Risk in the Quality – value Relationship: A Study in A Retail Environment [J] . Journal of retailing, 1999, 75 (1) .

[35] Thomas, K. Impact of a Preoperative Education Program via Interactive Teleheath Network for Rural Patients Having Total Joint Replacement [J] . Orthopaedic Nursing, 2004, 23 (1) .

[36] Thong Sheng H, Nah F F H, Siau K. An Experimental Study on Ubiquitous Commerce Adoption: Impact of Personalization and Privacy Concerns [J] . Journal of the Association for Information System, 2014, 66 (2) .

[37] Turner, J. W. Willingness to Try a New Communication Technology – Perceptual Factors and Task Situations in a Health Care Context [J] . Journal of Business Communication, 2004, 41 (1) .

[38] Turner, J. W. Consumer Response to Virtual Service Organizations: The Case of Telemedicine [J] . International Journal of Medical Marketing, 2001, 2 (14) .

[39] Van der Heijden H. User Acceptance of Hedonic Information Systems [J] . MIS Quaterly, 2004, 28 (4) .

[40] Venkatesh V, Thong J I L, Xu X. Consumer Acceptance and Use of Information Technology: Extending the Unified Theory of Ac-

ceptance and Use of Technology ［J］. MIS Quaterly, 2012, 36 (1).

［41］Walsh M, Coleman J, L. S. Dow SA. E – health and the U-niversal 21 Organization：2. Telemedicine and Underserved Population ［J］. Journal of Telemedicine and Telecare, 2005, 11 (5).

［42］Yamada, M. Emergency Image Transfer System through a Mobile Telephone in Japan ［J］. Neurosurgery, 2003, 52 (4).

［43］陈德旭. 社会治理视域下我国农村公共体育服务体系建设与运行研究 ［D］. 上海：上海体育学院, 2017.

［44］陈欢欢, 王高玲. "互联网＋"背景下我国移动医疗监管模式的设想 ［J］. 中国医院管理, 2016, 36 (10).

［45］陈敏. "互联网＋医疗健康"：打造智慧医疗服务新模式 ［J］. 中国党政干部论坛, 2018 (10).

［46］陈惠芳, 徐卫国. 价值共创视角下互联网医疗服务模式研究 ［J］. 现代管理科学, 2016 (3).

［47］陈文. "互联网＋"时代智慧医院的发展前景探讨 ［J］. 信息与电脑（理论版）, 2020, 32 (6).

［48］丁胜, 申刚磊, 杨庆有, 吉珂, 张芳芳, 童思木. "互联网＋"与医疗深度融合在改善医疗服务中的实践 ［J］. 中国医院管理, 2019, 39 (3).

［49］付泉. 中国互联网医疗发展研究 ［D］. 武汉：武汉大学, 2017.

［50］高玮. "互联网＋"模式下我国医疗服务体系建设研究 ［D］. 天津：天津大学, 2016.

［51］高海霞．消费者感知风险及减少风险行为研究——基于手机市场的研究［D］．浙江：浙江大学，2003．

［52］关欣，刘兰茹，朱虹等．美国远程医疗对我国创新实践的启示［J］．中国卫生事业管理，2019，36（8）．

［53］管浩．给风口上的"互联网＋"医疗泼点冷水［J］．华东科技，2020（4）．

［54］郭立川．探讨互联网＋时代的O＋O服务模式［J］．计算机产品与流通，2018（12）．

［55］郭志番，陈虹．移动医疗服务模式的探究［J］．设计，2016（22）．

［56］景江霞．互联网＋环境下我国医药零售业电子商务应用模式研究［D］．苏州：苏州大学，2016．

［57］李雁冰．远程医疗会诊建设方案的探讨［J］．医学信息学，2007，20（3）．

［58］梁丹．我国远程医疗的影响因素分析及其对策研究［D］．武汉：华中科技大学，2008．

［59］林瑛妮．互联网医疗的线上线下患者择医行为——基于信任和服务质量视角的实证研究［D］．成都：电子科技大学，2020．

［60］栾云波，田珍都．我国"互联网＋医疗"存在问题及对策建议［J］．行政管理改革，2017（3）．

［61］刘树清等．远程医疗服务模式的现状与发展［J］．北京军区医药，2000，12（5）．

［62］刘文君．利用互联网，建立远程医学体系是西部医务人员快速提高医疗水平的有效途径［A］//西部大开发科教先行与可持续发展——中国科协 2000 年学术年会文集［C］．2000．

［63］路娜娜等．美国互联网医疗服务的医保支付政策及启示［J］．卫生经济研究，2020（10）．

［64］马明，吴乐山，雷二庆．远程医学的发展历程与发展趋势分析［J］．中国医院，2010（7）．

［65］牟岚．金新政．远程医疗发展现状综述［J］．卫生软科学，2012（6）．

［66］牧剑波，翟运开，蔡垚等．我国远程医疗系统持续运行模式的探讨［J］．中国卫生事业管理，2014（12）．

［67］汪瑾，冷锴，陆慧．"互联网＋"视域下智慧医疗服务模式创新研究［J］．南京医科大学学报（社会科学版），2020，20（1）．

［68］王晶，朱慧颖．"互联网＋医疗"重构医疗五大产业链的分析［J］．互联网天地，2015（8）．

［69］王坤素，肖雅天．"互联网＋"视角下医疗服务流程再造的思考［J］．检验医学与临床，2016，13（16）．

［70］王学成，刘长喜．互联网在健康传播、病患医疗决策中的作用与影响研究——基于对上海中心城区居民的调查分析［J］．新闻大学，2012（2）．

［71］魏晓慧，盛海云．中小医院开展远程医疗的探讨［J］．中国医学装备，2007，4（11）．

［72］吴库生，余恩琳．利用互联网开展远程医疗服务的必要性和可行性［J］．医学信息，1999（2）．

［73］吴琼．"互联网＋医疗"服务模式的应用与管理研究［D］．福州：福建农林大学，2018．

［74］夏志远．远程医疗会诊的组织管理［J］．医学信息，2005，18（8）．

［75］相海泉．远程医疗——医疗顽疾的一剂良方［J］．中国信息界（e医疗），2014（47）．

［76］谢俊祥．远程医疗及其发展［J］．中国医疗器械信息，2015（3）．

［77］谢平．"互联网＋智慧医疗"现状与发展前景探究［J］．数字通信世界，2020（3）．

［78］解可欣．在线医疗服务用户个性与隐私顾虑作用研究［D］．哈尔滨：哈尔滨工业大学，2015．

［79］喻惠敏．上海市互联网诊疗服务模式的研究与探索［D］．南昌：江西中医药大学，2020．

［80］于杨．长沙市社区医务人员远程医疗意愿及相关因素研究［D］．长沙：中南大学，2007．

［81］钟文晶．中国医疗网站商业模式："爱康国宾"案例研究［D］．上海：复旦大学，2009．

［82］曾征，万凡．移动互联网医疗商业模式刍议［J］．企业家天地，2014（7）．

［83］张小娟．智慧城市系统的要素、结构及模型研究［D］．

广州：华南理工大学，2015.

　[84] 赵杰，蔡艳岭，孙东旭，翟运开．远程医疗的发展现状与未来趋势 [J]．中国卫生事业管理，2014，31（10）．

　[85] 翟运开，周银龙，孙东旭，赵杰．我国远程医疗发展的政策约束及其纾解 [J]．中国卫生事业管理，2014（10）．

　[86] 曾凡俊．SIP 协议及其在远程医疗系统中的应用研究 [D]．广州：广东工业大学，2012.

　[87] 周子君．应对医疗服务模式变革，我们准备好了吗 [J]．医院管理论坛，2013，30（2）．

　[88] 朱凌云，吴宝明．医学数据挖掘的技术、方法及应用 [J]．生物医学工程学杂志，2003，20（3）．

附　　录

附录1　互联网医疗服务的使用意愿调查问卷

尊敬的女士/先生：

您好！感谢您抽出宝贵时间对问卷给予关注。为了研究互联网医疗服务的使用意愿及其影响因素，我们设计了此问卷。本调查是纯学术需要，您所做出的答案仅用于学术研究，对于您提供的全部信息也将完全保密。请您按照您的真实感受做出问项的选择，感谢您的支持！

一、基本资料

1. 您的性别

A. 男　B. 女

2. 您的年龄

A. 20 岁以下　　　　B. 21～25 岁　　　　C. 26～30 岁

D. 31～35 岁　　　　E. 36～50 岁　　　　F. 51 岁以上

3. 您的学历

A. 大专及以下　　　　B. 本科　　　　C. 硕士及以上

4. 您的职业

A. 学生　　　　B. 白领　　　　C. 蓝领

D. 自由职业、个体户　E. 其他

5. 您的月收入或可支配收入

A. 2000 元以下   B. 2001～5000 元

C. 5001～8000 元   D. 8001 元以上

6. 您的健康状况

A. 很健康，从未感觉不适

B. 基本健康，偶尔感觉不适

C. 不太好，经常感觉不适

D. 有慢性病（高血压、冠心病、糖尿病等）

7. 您平均每天上网时间

A. 1 小时以下   B. 2～4 小时   C. 5～7 小时

D. 8 小时以上

8. 您之前是否了解互联网医疗

A. 非常了解，经常使用

B. 了解，偶尔使用

C. 知道一些，但没使用过

D. 不太了解，也没使用过

E. 不清楚，也不想用

9. 您接触过或是听说过的互联网医疗服务有哪些形式？

A. 网上预约挂号   B. 在线医疗咨询   C. 可穿戴设备

D. 医药电商   E. 其他

10. 您是否愿意接受互联网医疗作为一种新的医疗方式？

A. 非常愿意   B. 愿意   C. 不能确定

D. 不愿意   E. 极不愿意

二、使用意愿及影响因素

您愿意采用网上预约挂号吗?

□非常愿意　□愿意　□不知道　□不太愿意　□不愿意

影响您接受在线预约挂号的原因有哪些?

□在线挂号能够缩短看病流程，节约就医时间

□在线挂号公开透明，能够避免挂号黄牛

□在线挂号能够自主选择并预约指定的医生

□在线挂号能够提供完备的医生资料，便于参考

□在线挂号连接医院系统，能够查阅过往病历，方便诊断

□在线挂号的操作流程对您来说很简单

□在线挂号时浏览网页浪费时间

□在线挂号操作繁琐，不会使用

□在线挂号平台不安全、信息不可靠

□在线挂号功能不完善

□在线挂号泄露个人信息

您愿意采用在线医疗咨询吗?

□非常愿意　□愿意　□不知道　□不太愿意　□不愿意

影响你接受在线医疗咨询的原因有哪些?

□在线医疗咨询获得的医嘱更详细，方便记忆

□在线医疗咨询能够接受多位医生的诊断，较为准确

□在线医疗咨询可自主选择医生咨询

□在线医疗咨询节约时间，方便快捷

□在线医疗咨询医师信息透明度高，值得信任

□在线医疗咨询不受时间地点的约束

□在线医疗咨询能够避免问诊时的尴尬

□在线医疗咨询的操作流程简单，易于掌握

□在线医疗咨询可能造成误诊，错过最佳治疗时间

□每位医师的医嘱不同，对患者的咨询造成困扰

□在线医疗咨询可能泄露个人隐私

□在线医疗咨询可能存在诈骗陷阱，使人损失大量财产

□在线医疗咨询难以得到及时回应

□在线医疗咨询所购药品没有保障，配送时间慢

□只能文字沟通有可能存在障碍，浪费时间

您愿意采用可穿戴设备吗？

□非常愿意　　□愿意　　□不知道　　□不太愿意　　□不愿意

影响您使用可穿戴设备的因素有哪些？

□可穿戴设备可以实时监测，管理健康，使用较为放心

□可穿戴设备的功能较多，满足各种健康检查需求

□可穿戴设备使用方法和功能很容易操作

□可穿戴设备节约去医院检查时间，方便快捷

□可穿戴设备提供的健康咨询与监测数据很容易理解

□可穿戴设备的数据测量不准确或告知错误数据

□可穿戴设备操作繁琐，不便于使用

□可穿戴设备容易磕磕碰碰，造成损坏

□对心率等数据缺乏了解，不能准确反映自身健康状况

□可穿戴设备损坏后修理会造成时间浪费

□可穿戴设备产品定价过高，消费不起

□没接触过可穿戴设备，不了解，对设备缺乏信任

□身体健康无需使用可穿戴设备

您愿意采用医药电商吗?

□非常愿意　　□愿意　　□不知道　　□不太愿意　　□不愿意

影响您接受医药电商的因素有哪些?

□可以通过医药电商了解相关医疗知识

□通过医药电商，可以购买到价格实惠的药品

□医药电商的形式方便您货比三家

□药品送货上门方便了您的生活

□医药电商方便批量购买

□医药电商中药品种类齐全

□购买的医药产品需要调整或退还造成的时间浪费

□由于物流问题，药品可能无法及时送达

□购买的医药产品没有达到预期效果

□购买的医药产品有可能存在质量问题，损害身体健康

□购买的医药产品有可能价格过高或者没有达到心理价位

附录2 感知风险对互联网医疗服务方式选择 影响的研究调查问卷

尊敬的女士/先生：

您好！感谢您抽出宝贵时间对问卷给予关注。为了研究感知风险对互联网医疗服务方式选择的影响，我们设计了此问卷。本调查是纯学术需要，您所做出的答案仅用于学术研究，对于您提供的全部信息也将完全保密。请您按照您的真实感受做出问项的选择，感谢您的支持！

填写说明：互联网医疗是指是以互联网为载体和技术手段的健康教育、医疗信息查询、电子健康档案、疾病风险评估、在线疾病咨询、电子处方、远程会诊及远程治疗和康复等多种形式的健康医疗服务。

移动医疗设备的定义是指通过使用移动通信技术如 PDA、移动电话和卫星通信来提供医疗服务和信息。具体到移动互联网领域，是指基于安卓和 iOS 等移动终端系统的医疗健康类 App 应用。

本调查表分为两个部分：第一，您的基本情况；第二，互联网医疗感知风险量表。您此次填表需要花费的时间大概为 10 分钟左右。

第一部分　背景资料

（请您依据自己的真实情况圈出选项）

1. 您的性别是？

A. 男　B. 女

2. 您的年龄是？

A. 18～24 岁　　　　　　B. 25～30 岁　　　　　　C. 31 岁以上

3. 您的受教育程度是？

A. 初中及以下　　　　　B. 高中　　　　　　　　C. 大专

D. 大学本科　　　　　　E. 硕士及以上

4. 您的月收入？

A. 2000 元以下　　　　　B. 2001～3500 元

C. 3501～5000 元　　　　D. 5001～6500 元

E. 6500 元以上

5. 您平均每天上网时间？

A. 1 小时以下　　　　　B. 2～4 小时　　　　　C. 5～7 小时

D. 8 小时以上

6. 您和您的家人患有下列哪些慢性病？（可多选）

A. 高血压　　　　　　　B. 高血糖　　　　　　　C. 高血脂

D. 糖尿病　　　　　　　E. 其他　　　　　　　　F. 无

7. 您是否愿意接受互联网医疗作为一种新的医疗方式？

A. 非常愿意　　　　　　B. 愿意　　　　　　　　C. 不能确定

D. 不愿意　　　　　　　E. 极不愿意

8. 若请您选择一种互联网医疗模式，您更青睐以下哪一种？（可多选）

A. 视频问诊 　　　　　B. 基于 App 的图文或电话问诊

C. 网上健康管理 　　　D. 网上购买医药

E. 网上自诊自查 　　　F. 预约挂号

G. 智能硬件（类似智能手表）身体数据收集

第二部分　互联网医疗感知风险量表

（请在最后一列填写符合您想法的数字）

题号	问项	完全不同意	不同意	一般	同意	完全同意	您的选择
1. 功能风险	线上问诊治愈身体疾病	1	2	3	4	5	
	功能网络医疗信息危及人身安全	1	2	3	4	5	
	网上药店的药品能发挥疗效	1	2	3	4	5	
2. 财务风险	在线问诊能对症下药节省开支	1	2	3	4	5	
	网络医疗不能准确判定病因造成额外开支	1	2	3	4	5	
	网上支付不放心	1	2	3	4	5	
3. 时间风险	在线医疗节省挂号排队时间	1	2	3	4	5	
	网上药品配送速度慢	1	2	3	4	5	
	在线医疗能解决地理条件制约节省交通时间	1	2	3	4	5	
4. 隐私风险	向在线医疗网站提供医疗健康信息能得到恰当治疗	1	2	3	4	5	
	在线向医生进行咨询时提供的个人患病信息会被滥用	1	2	3	4	5	
	在医药网站上注册时提交的基本个人信息会遭到泄露	1	2	3	4	5	

题号	问项	完全不同意	不同意	一般	同意	完全同意	您的选择
5. 社会风险	在线医疗会使别人对我的疾病进行议论	1	2	3	4	5	
	在线医疗治疗结果会影响我的社会形象	1	2	3	4	5	
6. 服务风险	网络医疗有着完善的服务安全保障和服务体系	1	2	3	4	5	
	网上的医疗人员服务态度比实体医院更好	1	2	3	4	5